难病奇方系列丛书（第四辑）

生化汤

总主编　巩昌镇　马晓北

编　著　代媛媛　姜　文

中国医药科技出版社

内容提要

本书从理论研究、临床应用和实验研究方面阐述生化汤。上篇理论研究，主要讲述生化汤的来源、组成、用法以及历代医家对生化汤的认识、生化汤的衍生方等。中篇临床应用，详细讲述了各科疾病和疑难病应用生化汤、生化汤衍生方的临床经验和病案。下篇实验研究，讲述生化汤中单味药的化学成分、药理作用，并叙述了生化汤全方的药理作用等。全书内容翔实，实用性强，适合广大中医学生，中医临床医生，中医爱好者参考。

图书在版编目（CIP）数据

生化汤/代媛媛，姜文主编 .—北京：中国医药科技出版社，2013. 1
（难病奇方系列丛书 . 第 4 辑）
ISBN 978 -7 -5067 -5649 -5

Ⅰ. ①生…　Ⅱ. ①代…②姜…　Ⅲ. ①生化汤 - 研究　Ⅳ. ①R286

中国版本图书馆 CIP 数据核字（2012）第 211706 号

美术编辑　陈君杞
版式设计　郭小平

出版　中国医药科技出版社
地址　北京市海淀区文慧园北路甲 22 号
邮编　100082
电话　发行：010-62227427　邮购：010-62236938
网址　www.cmstp.com
规格　958×650mm $^1/_{16}$
印张　8½
字数　124 千字
版次　2013 年 1 月第 1 版
印次　2022 年 6 月第 3 次印刷
印刷　北京市密东印刷有限公司
经销　全国各地新华书店
书号　ISBN 978-7-5067-5649-5
定价　26. 00 元

本社图书如存在印装质量问题请与本社联系调换

《难病奇方系列丛书》(第四辑)编委会

总 主 编 巩昌镇 马晓北

副总主编 刘 伟 姜 文

编　　委 (按姓氏笔画排序)

王 福 王玉贤 王国为 王国利
王建辉 王莹莹 王景尚 王佳兴
韦 云 古 励 代媛媛 巩昌靖
巩昌镇 刘 伟 刘 灿 刘一凡
刘晓谦 孙 鹏 杜 辉 杨 莉
李宏红 李 楠 吴峻艳 何 萍
何新蓉 余志勇 闵 妍 迟 程
张 硕 张 晨 陈冰俊 陈 红
林伟刚 罗成贵 罗良涛 周庆兵
周劲草 赵玉雪 姜 文 高占华
高 杰 唐代屹 唐 杰 黄 凤

董继鹏　韩　曼　韩淑花　储　芹
路玉滨　薛　媛

分册编著

分册	编著
酸枣仁汤	杜　辉　刘　伟
普济消毒饮	周庆兵　巩昌靖
三仁汤	罗良涛　刘　伟
当归四逆汤	韩　曼　巩昌靖
真武汤	林伟刚　巩昌镇
知柏地黄丸	李　楠　刘　伟
青蒿鳖甲汤	周劲草　姜　文
增液汤	王玉贤　巩昌靖
香砂六君子汤	黄　凤　刘　伟
镇肝熄风汤	唐　杰　姜　文
炙甘草汤	罗成贵　刘　伟
膈下逐瘀汤	王佳兴　刘　伟
生化汤	代媛媛　姜　文
甘露消毒丹	韩淑花　巩昌靖
四逆汤	高占华　巩昌靖
独活寄生汤	闵　妍　刘　伟
右归丸	王景尚　巩昌镇
当归芍药散	王建辉　张　硕
导赤散	王　福　巩昌靖

身痛逐瘀汤	刘　灿	刘　伟
失笑散	陈冰俊	姜　文
半夏泻心汤	董继鹏	刘　伟
左归丸	王国为	巩昌镇
通窍活血汤	余志勇	姜　文
苓桂术甘汤	李宏红	刘　伟
一贯煎	何　萍	巩昌靖
平胃散	韦　云	巩昌靖
少腹逐瘀汤	王莹莹	杨　莉
小建中汤	刘晓谦	姜　文
麻杏石甘汤	张　晨	刘　伟
仙方活命饮	高　杰	赵玉雪

《难病奇方系列丛书》第四辑

前 言

《难病奇方系列丛书》新的一辑——第四辑又和大家见面了。

中医药是中华文明的一份宝贵遗产。在这份遗产中，中药方剂是一串串夺目璀璨的明珠，而那些百炼千锤、结构严谨、疗效可靠的经典名方则更是奇珍异宝。

几千年来，经典方剂跨越时代，帮助中华民族健康生息、祛病延寿。它们并未因时代的变迁而消失，也未因社会的发展而萎谢，更未因西医学的创新而被抛弃。恰恰相反，它们应时而进，历久弥新。一代一代的学者丰富了经典方剂的理论内涵，一代一代的医生扩展了经典方剂的应用外延，面对西医学的飞速发展，经典方剂依然表现出无限的生命力和宽广的适用性。

今天，经典方剂又跨越空间，走向世界，帮助全人类防病治病。在加拿大的中医诊所里，摆满了张仲景的《四逆汤》、《金匮肾气丸》，王清任的《血府逐瘀汤》、《少腹逐瘀汤》。走进英国的中医诊所，到处可见宋代《局方》的《四物汤》和《四君子汤》，张介宾的《左归丸》和《右归丸》。在美国的近两万家针灸和中医诊所里，各种各样的中医经典方剂，如《小柴胡汤》、《六味地黄丸》、《补中益气汤》和《逍遥散》等等，都是针灸师、中医师的囊中宝物。经典方剂已经成为世界各国中医临床医生的良师益友。他们学习应用这些方剂，疗效彰显，福至病家。

中医方剂的走向世界，也进一步使中医方剂的研究走进了西方的研究机构。中医中药的研究在澳大利亚悉尼大学的中澳中医研究中心已经展开。在英国剑桥大学中医中药实验室里，樊台平教授带领的团队对传统中医复方情有独钟。特别值得一提的是，在美国耶鲁大学医学院的实验室里，郑永齐教授的研究团队把黄芩汤应用到治疗肝癌、胰腺癌、直肠癌等疾病上。这个团队在临床前试验、一期临床试验、二期临床试验、三期临床试验方面步步推进，并对用黄芩汤与传统化疗药物结合以降低化疗药物的毒副作用和提高临床效果进行了周密的研究。这些研究证实了黄芩汤的经典应用，拓广了黄芩汤的现代应用范围，用西医学方法为这一经典方剂填补了一个丰富的注脚。他们十多年的精心临床研究结果广泛发表在美国《临床肿瘤学杂志》、《传统药物杂志》、《色谱学杂志》、《临床大肠癌杂志》、《国际化疗生物学杂志》、《抗癌研究杂志》、《转译医学杂志》、《生物医学进展》、《胰腺杂志》和英国《医学基因组学杂志》等主流医学杂志上。有关黄芩汤的大幅报道甚至出现在美国最主流的报纸《华尔街日报》上。

中国医药科技出版社出版的这套《难病奇方系列丛书》，爬罗剔抉，补苴罅漏，广泛收集了经典方剂的实验研究成果与临床应用经验，是名方奇方的集大成者。

丛书迄今已经出版了三辑，共收四十三个经典方剂。每一经典方剂自成一册，内容包括理论研究、临床应用、实验研究三部分。理论研究部分探讨药方的组成、用法、功效、适应证、应用范围、组方原理及特点、古今医家评述、方剂的现代理论研究。临床应用部分重点介绍现代科学研究者对该方的系统性临床观察以及大量临床医家的医案病例和经验总结。实验研究部分探讨方剂中的每一味中药的现代药理作用，并以此为基础研究该方治疗各系统疾病的作用机制。

沿着同一思路，《难病奇方系列丛书》第四辑继续挖掘先贤始创而在现代临床上仍被广泛使用的经典方剂，并汇有大量临床经验和最新研究成果，以飨中医临床医生、中医研究者、中医学生以及所有的中医爱好者。

美国中医学院儒医研究所

巩昌镇 博士

2012 年秋于美国

目录

上篇　理论研究

中篇　临床应用

目录

下篇　实验研究

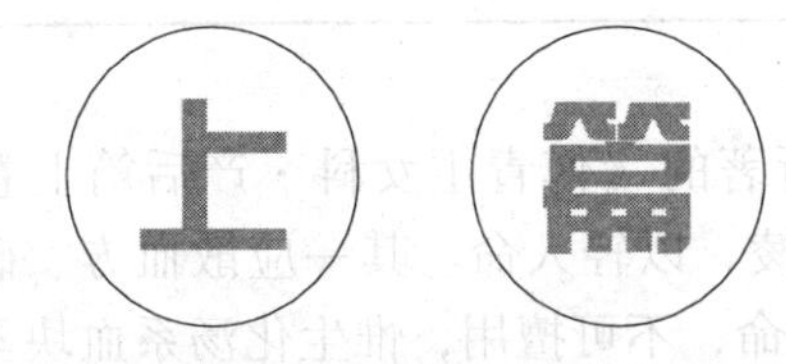

理论研究

第一章

概　述

生化汤出自清代医家傅青主所著的《傅青主女科·产后篇上卷》，“此症勿拘古方，妄用苏术、蓬、棱，以轻人命。其一应散血方、破血药，俱禁用。虽山楂性缓，亦能害命，不可擅用，惟生化汤系血块圣药也。”具有祛瘀生新，温经止痛之功，是妇科临床，尤其是治疗产后疾病的基本方。现代根据异病同治的原则，亦将本方用于治疗内科、男科疾病等。

第一节　生化汤方

一、生化汤立方依据

朱丹溪对产后的论治以大补气血为主，以治虚为主；张子和则认为产后慎不可作诸虚不足治之。生化汤融汇二家之学说，既不拘泥于朱丹溪之纯补，亦不拘于张子和之主攻，认为产后多虚多寒，产后宜温宜补，新产之后，营血必虚，理应补益，但有血瘀腹痛之侯，纯补则陈瘀不去，单破则新血不生，营血虚滞之证，只有“生化”之法最为适宜；生新化瘀，瘀不去，新不生，为化瘀推陈之法，寓生新于补血之内，生新不致于留瘀，化瘀不致于损营；方药配合，逐瘀于补血之中，消块于生血之内，此即生化之妙用所在。

二、生化汤方名释义

本方为汤剂。本方名“生化”者，是取《素问》“物生谓之化”之意，并根据本方立法、组成、功效等而命名。生，生长、化生谓之生；化，“物生谓之化”。可见，生化者，即指生息化育。《文子·上德》：“地平则水不流，轻重则衡不倾，物之生化也，有感亦然。”《六微旨大论》：曰“物之生，从于化；物之极，由乎变。”《礼记·乐记》：“变者，天地之和也，……和皆万物皆化。”郑玄注：“化，尤生也。”再看张景岳对“生化”的解释，他说：“万物之生，皆阴阳之气化也。”说明，生化是阴阳之气形成的结果，故《内经》中曰“气始而生化”。如果能生化不息，万物才能繁荣昌盛，这就是《六微旨大论》所说的“生生化化，品物咸章”。

从本方立法来看，《景岳全书·妇人规古方》：“会稽钱氏世传曰：尝论产证，本属血虚阴亏，阳孤气亦俱病，如大补则气血陡生，倘失调则诸邪易袭。”《傅青主女科·血块》：“此症勿拘古方，妄用苏术、蓬、棱，以轻人命。其一应散血方、破血药，俱禁用。虽山楂性缓，亦能害命，不可擅用，惟生化汤系血块圣药也。”从以上两家所论，可以看出妇人产后血虚阴亏、阳气亦孤，为了尽快地使之恢复，就需补虚为主，养血救阴，并兼顾其实，加一味桃仁行血活血而生新。所以说，“生化汤”在组方立法时既不纯补，又禁专攻，而以生化育新寓意方内，这便是生化汤允称独到之处。

综上所述，方名生化者，是取“物生谓之化”之意。谓天以阴阳之气化，万物然后生；人以阴阳之气化，病复然后亦“生”。所以生化汤在立法。组方中十分重视阴阳之气的调和，以达到补血养血，推陈致新的治疗目的，使之“气始而生化”。正如唐容川《血证论》所说：“血瘀能化之，则所以生之也，产后多用。”以及陆九芝《世补斋医书》：“天曰大生亦曰大化，生化汤所由名也。”故名生化汤。

三、生化汤的组成与方义分析

生化汤由全当归八钱，川芎三钱，桃仁（去皮尖，研）二十四粒，黑姜五分，炙甘草五分组成，黄酒、童便（现多不用）煎服。方中重用全当归补血活血，化瘀生新，行滞止痛，为君药。川芎活血行气，桃仁活血祛瘀，均为臣药。炮姜入血散寒，温经止痛；黄酒温通血脉以助药力，共为佐药。炙甘草和中缓急，调和诸药，用以为使。童便，乃取其益阴化瘀，引败血下行之意。全方配伍得当，寓生新于化瘀之内，使瘀血化，新血生，诸症向愈。

第二节　生化汤功用与适应证、禁忌证

一、生化汤各组成中药功效与主治分析

生化汤方由当归、川芎、桃仁、炮姜、炙甘草五味药组成。现将各组成中药功效及主治做一分析。

（一）当归

［性味归经］味甘、辛，性温。归肝、心、脾经。

［功效］补血活血、调经止痛、润肠通便。本品甘温质润，长于补血，为补血之圣药，主治血虚诸证；本品辛行温通，为活血行气之要药。

［运用］

1. 用于月经不调、痛经、经闭、崩漏及血虚体弱。当归功能补血，常与黄芪、党参等配伍，用治血虚体弱；治月经不调、经行愆期或过少，常与熟地、白芍、川芎等配伍；治经行腹痛，常与香附、延胡索等同用；治经闭不通，可与桃仁、红花等配伍；治崩漏，可与阿胶、地黄、艾叶等同用。

2. 用于跌打损伤瘀痛，痈肿血滞疼痛，产后瘀滞腹痛，风湿痹痛及经络不利。治损伤瘀痛，可与红花、桃仁、落得打等品配伍。治痈肿瘀滞疼痛，在肿疡期，可与金银花、连翘、牡丹皮、赤芍、甘草等配伍；在溃疡期，如气血两虚者，可与黄芪、熟地、党参等配伍；如气血不和而有僵块未消、排脓未尽者，可合黄芪、金银花、甘草、乳香等同用。治产后瘀滞腹痛，可与益母草、川芎、桃仁等配伍。治风湿痹痛，可与羌活、独活、防风、秦艽等配伍。用于经络不利、筋骨酸痛，可与桂枝、鸡血藤、白芍等同用。

此外，本品又能润肠通便，可用于血虚肠燥便秘，常与肉苁蓉、生首乌等配伍。

［使用注意］热盛出血患者禁服，湿盛中满及大便溏泄者慎服。《本草经疏》：当归性辛温，虽能活血补血，终是行走之性，故致滑肠。又其气与胃气不相宜，故肠胃薄弱，泄泻溏薄，及一切脾胃病，恶食不思食，及食不消，并禁用之。即在产后胎前，亦不得入。《药性解》：畏菖蒲、海藻。《得配本草》：畏菖蒲、生姜、海藻、牡蒙，制雄黄。《雷公炮制药性解》：风邪初旺及气郁者，宜少用之。《本草正》：凡阴中火盛者，当归能动血，亦非所宜。《本草汇言》：风寒未消，恶寒发热，表证外见者，禁用之。《药笼小品》：不宜用于多痰、邪热、火嗽诸症。

［历代医家论述］

1. 《神农本草经》：“味甘，温。主治咳逆上气，温疟寒热洗洗在皮肤中，妇人漏下绝子，诸恶疮疡，金创，煮饮之。”

2. 《药性论》：“臣，止呕逆，虚劳寒热，破宿血，主女子崩中，下肠胃冷，补诸不足，止痢腹痛。单煮饮汁，治温疟，主女人沥血腰痛，疗齿疼痛不可忍。患人虚冷，加而用之。”

3. 《本草纲目》：“治头痛，心腹诸痛，润肠胃筋骨皮肤，治痈疽，排脓止痛，和血补血。”

4.《本草蒙筌》：“味甘、辛，气温。气味俱轻，可升可降。阳也，阳中微阴。无毒。体肥痰盛，姜汁渍宜。曝干蚁咀，治血必用。李东垣云：头止血上行，身养血中守，尾破血下流，全活血不走。易老云：入手少阴，以心主血也。入足太阴，以脾裹血也。入足厥阴，以肝藏血也。若和剂在人参、黄芪皆能补血，在牵牛、大黄皆能破血。从桂附茱萸则热，从芒硝大黄则寒。”

5.《本草衍义补遗》：气温味辛，气味俱轻扬也。又阳中微阴，大能和血补血，治血证通用。《名医别录》云：大补不足，决取立效之药。气血昏乱，服之而定气血。各有所归之名，故名当归。《神农本草经》云：主咳逆上气，温疟及女及诸疾不足。此说尽当归之用矣。

6.《景岳全书》：味甘辛，气温。气轻味重，可升可降，阴中有阳。其味甘而重，故专能补血；其气轻而辛，故又能行血。补中有动，行止血上行，身养血中守，尾破血下流，全活血不走。大约佐之以补则补，故能养营养血，补气生精，安五脏，强形体，益神志，凡有形虚损之病，无所不宜；佐之以攻则通，故能祛痛通便，利筋骨，治拘挛瘫痪燥涩等证。营虚而表不解者，佐以柴、葛、麻、桂等剂，大能散表；卫热而表不敛者，佐以六黄之类，又能固表。惟其气辛而动，故欲其静者当避之；性滑善行，大便不固者当避之。凡阴中火盛者，当归能动血，亦非所宜；阴中阳虚者，当归能养血，乃不可少；若血滞而为痢者，正所当用。其要在动、滑两字。若妇人经期血滞，临产催生，及产后儿枕作痛，俱当以此为君。小儿痘疹惊痫，凡属营虚者，必不可少。

7.《医学衷中参西录》：味甘微辛，气香，液浓，性温。为生血、活血之主药，而又能宣通气分，使气血各有所归，故名当归。其力能升（因其气厚而温）能降（因其味厚而辛），内润脏腑（因其液浓而甘），外达肌表（因其味辛而温）。能润肺金之燥，故《神农本草经》谓其主咳逆上气；能缓肝木之急，故《金匮要略》当归芍药散，治妇人腹中诸疼痛；能补益脾血，使人肌肤华泽；生新兼能化瘀，故能治周身麻痹、肢体疼痛、疮疡肿疼；活血兼能止血，故能治吐血、衄血（须用醋炒取其能降也），二便下血（须用酒炒取其能升也）；润大便兼能利小便，举凡血虚血枯、阴分亏损之证，皆宜用之。惟虚劳多汗、大便滑泻者，皆禁用。当归之性虽温，而血虚有热者，亦可用之，因其能生血即能滋阴，能滋阴即能退热也。其表散之力虽微，而颇善祛风，因风着人体恒致血痹，血活痹开，而风自去也。至于女子产后受风发搐，尤宜重用当归，因产后之发搐，半由于受风，半由于血虚（血虚不能荣筋），当归既能活血以祛风，又能生血以补虚，是以愚治此等证，恒重用当归一两，少加散风之吕以佐之，即能随手奏效。

（二）川芎

［性味归经］味辛、性温。归肝、胆、心包经。

［功效］活血行气、祛风止痛。本品辛散温通，既能活血化瘀，又能行气止痛，为“血中之气药”，具通达气血功效；又本品善“下调经水，中开郁结”，为妇科要药，能活血调经，可用治多种妇产科的疾病；本品辛温升散，能“上行头目”，祛风止痛，为治头痛要药；本品还辛散温通，能祛风通络止痛。

［运用］

1. 用于胸胁疼痛，风湿痹痛，癥瘕结块，疮疡肿痛，跌扑伤痛，月经不调，经闭痛经，产后瘀痛等。治月经不调、经闭、痛经，常配当归等药同用；治胸胁疼痛，可配柴胡、香附等同用；治风湿痹痛，可配羌活、独活等同用；治癥瘕结块，可配三棱、莪术等同用；治疮疡肿痛、跌打损伤，可配乳香、没药等。

2. 用于感冒头痛，偏正头痛。川芎辛香善升，能上行头目巅顶，具有祛风止痛作用，为治头风头痛要药，可配细辛、白芷等同用，亦可根据头痛属于何经进行适当配伍。对于感受风邪引起的头痛，若可荆芥、防风、羌活等同用治风寒感冒头痛；与菊花、僵蚕等配伍，治风热头痛。

［使用注意］凡阴虚火旺，多汗，及月经过多者，应慎用。《本草经疏》：川芎性阳，味辛。凡病人上盛下虚，虚火炎上，呕吐，咳嗽，自汗，易汗，盗汗，咽干口燥，发热作渴烦躁，法并忌之。《本草蒙筌》：川芎不宜单服久服，犯则走散真气，令人暴亡，无乃因其气味辛温、辛甘发散之过，丹溪尝此示人也。《药性解》：久服令人暴亡。川芎入肝经，能补血矣，何云暴亡，以其气升阳，其味辛散，善提清气，于上部有功。然宜中病即已，若久用则虚逆且耗，故有此患。凡气升痰喘、火剧中满等症，不宜用之。《本草备要》：白芷为使。畏黄连、硝石、滑石，恶黄芪、山茱萸。

［历代医家论述］

1.《神农本草经》：“味辛，温。主治中风入脑头痛，寒痹，筋挛缓急，金创，妇人血闭无子。”

2.《药性赋》：“味辛，气温，无毒。升也，阳也。其用有二：上行头角，助清阳之气止痛；下行血海，养新生之血调经。”

3.《本草发挥》:“洁古云：补血，治血虚头疼之圣药也。治妊妇数月胎动，加当归，二味各二钱，水二钱，煎至一钱，服之神效。”

4.《本草纲目》:“川芎，血中气药也。肝苦急，以辛补之，故血虚者宜之。辛以散之，故气郁者宜之。《左传》言麦曲，川芎御湿，治河鱼腹疾。予治湿泻，每加二味，其应如响也。血痢已通而痛不止者，乃阴亏气郁，药中加芎为佐，气行血调，其病立止。此皆医学妙旨，圆机之士，始可语之。”五味入胃，各归其本脏。众服则增气偏胜，必有偏绝，故有暴夭之患。若药具五味，备四气，君臣作使配合得宜，岂有此害哉？如川芎，肝经药也。若单服既久，则辛喜归肺，肺气偏胜，金来贼木，肝必受邪，久则偏绝，岂不夭亡？故医者贵在格物也。燥湿，止泻痢，行气开郁。

5.《本草蒙筌》:味辛，气温。升也，阳也。无毒。功专疗偏头疼。台芎出台州，属浙江。祗散风去湿；抚芎出抚郡，属江西。惟开郁宽胸。余产入药不堪，煮汤浴身则可。恶黄芪、山茱、狼毒，畏硝石、滑石、黄连。反藜芦，使白芷。乃手少阳本经之药，又入手足厥阴二经。堪佐升麻，升提气血。止本经头痛，血虚头痛之不可遗；余经头痛亦宜用，俱各加引经药。散肝经诸风，头面游风之不可缺。上行头目，下行血海。通肝经，血中之气药也。治一切血，破癥结宿血，而养新血及鼻洪吐血溺血，妇人血闭无娠；治一切气，驱心腹结气，诸般积气并胁痛痰气疝气，中恶卒痛气块。排脓消瘀长肉。兼理外科；温中燥湿散寒，专除外感。得牡蛎，疗头风眩晕吐逆；得细辛，治金疮作痛呻吟。同生地黄酒煎，禁崩漏不止；用陈艾汤调末，试胎孕有无。妇人经断三四月，用此药服之，腹内觉动是孕，否则病也。所忌须知，单服久服犯则走散真气，令人暴亡；务加他药佐之，中病便已。

6.《医学衷中参西录》:味辛、微苦、微甘，气香窜，性温。温窜相并，其力上升、下降、外达、内透无所不至。故诸家本草，多谓其能走泄真气，然无论何药，皆有益有弊，亦视用之何如耳。其特长在能引人身清轻之气上至于脑，治脑为风袭头疼、脑为浮热上冲头疼、脑部充血头疼。其温窜之力，又能通活气血，治周身拘挛，女子月闭无子。虽系走窜之品，为其味微甘且含有津液，用之佐使得宜，亦能生血。四物汤中用川芎，所以行地黄之滞也，所以治清阳下陷时作寒热也。若其人阴虚火升，头上时汗出者，川芎即不宜用。

(三) 桃仁

[性味归经] 味苦、甘、性平。入心、肝、大肠经。

［功效］活血祛瘀、润肠通便。本品善泻血滞，祛瘀力强，又称破血药，为治多种瘀血阻滞病证的常用药；本品活血祛瘀以消痈，主治肺痈、肠痈；本品富含油脂，能润燥滑肠，可用于肠燥便秘证；另本品味苦，能降肺气，有止咳平喘之功。

［运用］

1. 用于癥瘕结块，肺痈肠痈，跌仆伤痛，经闭痛经，产后瘀痛。治肺痈可配芦根、薏苡仁同用；治肠痈，可配大黄、丹皮同用；治癥瘕结块，可配大黄等同用；治跌仆伤痛，可配柴胡、穿山甲同用；治经闭痛经，可配红花、当归等同用；治产后瘀痛，可配当归、炮姜等同用。

2. 用于肠燥便秘。配火麻仁、柏子仁、当归、杏仁等。

［使用注意］孕妇忌服；便溏者慎用。有毒，不可过量，过量可出现头痛、目眩、心悸，甚至呼吸衰竭而死亡。《本草经疏》：桃仁性善破血，凡血结、血秘、血燥、瘀血、留血、蓄血、血痛、血瘕等证，用之立通。第散而不收，泻而无补，过用之及用之不得其当，能使血下不止。损伤真阴，为害非细。故凡经闭不通由于血虚，而不由于留血结块，大便不通由于津液不足，而不由于血燥闭结，法并忌之。《得配本草》：一切血虚致经闭、便闭等症，俱禁用。

［历代医家论述］

1. 《开宝本草》：“味苦、甘，平，无毒。止咳逆上气，消心下坚，除卒暴击血，破癥瘕，通月水，止痛。”

2. 《本草衍义补遗》：“苦重于甘，阴中阳也。治大便血结、血秘、血燥，通润大便，破血不可无。心云：苦以泄滞血，甘以生心血，故凝血须用。又去血中之坚，及通月经。老人虚秘，与柏子仁、火麻仁、松子仁等份，同研，熔白蜡和丸，如梧子大，以黄丹汤下。仲景治中焦畜血用之。”

3. 《本草经疏》：桃核仁禀地二之气，兼得天五之气以生，故其味苦重甘微，气平无毒。思邈言辛，孟诜言温。皆有之矣。气薄味厚，阳中之阴，降也。入手、足厥阴经。夫血者，阴也，有形者也。周流乎一身者也。一有凝滞，则为癥瘕，瘀血血闭，或妇人月水不通，或击扑伤损积血，及心下宿血坚痛，皆从足厥阴受病，以其为藏血之脏也。苦能泄滞，辛能散结，甘温通行而缓肝，故主如上等证也。心下宿血去则气自下，咳逆自止。桃为五木之精，能镇澼不祥，故主邪气。味苦而辛，故又能杀小虫也。

4. 《本草蒙筌》：“味苦、甘，气平。苦重于甘，阴中阳也。无毒。入手厥阴包络，及足厥阴肝经。润大肠血燥虽难便，去小腹血凝块。逐瘀血止痛，生新血通经。盖苦以破气，甘能生新血故也。”

5.《景岳全书》：“味苦辛微甘，气平，阴中有阳，入手足厥阴经。去皮尖用。善治瘀血血闭，血结血燥，通血隔，破血癥，杀三虫，润大便，逐郁滞，止鬼疰血逆疼痛膨胀，疗跌扑损伤。若血枯经闭者，不可妄用。”

6.《神农本草经读》：桃仁气平为金气，味苦为火味，味甘为土味，所以泻多而补少者，以气平主降，味苦主泄，甘味之少，不能与之为敌也。徐灵胎曰：“桃得三月春和之气以生，而花色鲜明似血，故一切血郁血结之症，不能调和畅达者，此能入于其中而和之散之。然其生血之功少，而祛瘀之功多者，何也？桃仁非血类，故不能有所补益，若瘀瘕皆已败之血，非生气不能流通，桃之生气皆存于仁，而味苦又能开泄，故能逐旧而不伤新也。”

(四) 炮姜

[性味归经] 味苦、涩，性温。归脾、肝经。

[功效] 温经止血、温中止呕。本品主入脾经，能温经止血，对脾阳虚、脾不统血者，此为首选要药，用治虚寒性吐血、便血、崩漏等；再者，本品能温中止痛、止泻。可治疗虚寒腹痛、腹泻等。

[运用]

1. 出血证　可单味应用，如《姚氏集验方》以本品为末，米饮下，治血痢不止；临床用以治疗虚寒性吐血、便血，常配人参、黄芪、附子等同用。若治冲任虚寒，崩漏下血，可与乌梅、棕榈同用，如如圣散(《证治准绳》)。

2. 腹痛、腹泻　如《千金方》以本品研末饮服，治中寒水泻；《世医得效方》以之与厚朴、附子同用，治脾虚冷泻不止。若治寒凝脘腹痛，常配高良姜，如二姜丸（《和剂局方》）；治产后血虚寒凝，小腹疼痛者，可与当归、川芎、桃仁等同用，如生化汤（《景岳全书》）。

[使用注意]《得配本草》：止血炒炭。忌用同干姜。痢亦有因热而下血者，产后多因血虚而生热者，若概用炮姜治之，益增内热，而血不止，愈烁其阴，而热更甚。急宜凉补养其血，以去其热，炮姜非所治也。

[历代医家论述]

1.《本草蒙筌》：“调理痼冷沉寒，霍乱腹痛吐泻。”

2.《得配本草》：“辛、苦，热。入足太阴经血分，守而不走。燥脾胃之寒湿，除脐腹之寒痞，暖心气，温肝经。心本热，肝本温，虚则寒冷。能去恶生新，使阳生阴长，故吐衄下血，有阴无阳者宜之。”

3.《本草分经》：“辛、苦，大热。除胃冷而守中，兼补心气，祛脏腑沉寒痼冷，祛恶生新，能回脉绝无阳，又引血药入肝而生血退热，引以黑附则入肾祛寒湿。”

（五）甘草

[性味归经] 味甘，性平。归心、肺、脾、胃经。

[功效] 生甘草补脾益气、清热解毒、祛痰止咳、调和诸药；蜜炙甘草补脾和胃、缓急止痛、益气复脉。本品能补益心气，益气复脉，主要用于心气不足而致结代，心动悸者；本品味甘，善入中焦，具有补益脾气之力；本品能止咳，兼能祛痰，还略具平喘作用；本品味甘能缓急，善于缓急止痛；另外本品还长于解毒。”

[运用]

1. 用于脾胃虚弱及气血不足　对于脾胃虚弱之证，常与党参、白术、茯苓等；对于心血不足、心阳不振者，可与补血养阴及温通心阳药如阿胶、生地、麦冬、人参、桂枝等品配合应用。

2. 用于疮疡肿毒，咽喉肿痛　治疮痈肿痛，多与金银花、连翘等配伍；对咽喉肿痛，可配桔梗、牛蒡子等。

3. 用于咳嗽气喘　常与化痰止咳药配伍应用，作为辅助之品。因其性质平和，故不论肺寒咳喘或肺热咳嗽，均可配合应用。

4. 用于腹中挛急作痛　与芍药配伍，治腹中挛急而痛。

[使用注意] 湿盛胀满、浮肿者不宜用。反大戟、芫花、甘遂、海藻。久服较大剂量的生甘草，可引起浮肿等。《本草发挥》：中满者禁用。经云：中满者，勿食甘。《本草经疏》：甘能缓中，故中满者忌之。呕家忌甘，酒家亦忌甘。诸湿肿满，及胀满病咸不宜服。《得配本草》：酒家、呕家、行下焦、酒痢初起、中满者，禁用。《本经疏证》：特甘性缓，甘弥甚者，缓亦弥甚，凡一身之气，因急疾为患者，能调之，纵弛而阻滞者，非所宜也。

[历代医家论述]

1.《名医别录》：“无毒。主温中，下气，烦满，短气，伤藏，咳嗽，止渴，通经脉，利血气，解百药毒，为九土之精，安和七十二种石，一千二百种草。”

2.《开宝本草》：“味甘，平。无毒。温中下气，烦满短气，伤脏咳嗽，止渴，通经脉，利血气，解百药毒。”

3.《药类法象》：生用大凉，泻热。火炙则温，能补上中下三焦元气。调和诸药，共为力而不争。性缓，善解诸急，故有国老之称。

补脾胃不足，能大泻心火须用之。

热药用之缓其热，寒药用之缓其寒。经曰：甘以缓之。阳不足，补之以甘，中满禁用。寒热皆用，调和药性，使不相悖。炙之散表寒，除邪热，去咽痛，除热，缓正气，缓阴血，润肌。

4.《药性赋》："味甘，平，无毒。生之则寒，炙之则温。生则分身梢而泻火，炙则健脾胃而和中。解百毒而有效，协诸药而无争，以其甘能缓急，故有国老之称。"

5.《本草衍义补遗》："味甘，大缓诸火。黄中通理，厚德载物之君子也。下焦药少用，恐太缓，不能直达。此草能为众药之工，经方少不用者，故号国老之名。国老即帝师之称也，为君所宗。是以能安和草石，解百药毒。"

6.《本草发挥》：成无已云：甘草甘平以除热。又云：脾欲缓，急食甘以缓之，用甘补之。人参、白术之甘，以缓脾气，调中。

7. 洁古云：甘草性平，味甘。生用之，则大凉泻热；火炙之，则能补三焦元气，调和诸药，相协力共，为而不争。性缓，善解诸急，故有国老之称。《主治秘诀》云：性寒，味甘，气薄味厚。可升可降，阴中阳也。其用有五：和中，补阳气，调和诸药，能解其太过，去寒邪，此为五也。腹胀则忌之。又能养血补肾。生甘草梢子去肾茎之痛，胸中积热非梢子不能除。又云：补血不足，用甘草。凡用纯寒纯热之药，必用甘草，以缓其力也。寒热相杂药，亦用甘草，调和其性也。

8.《本草纲目》：甘草外赤中黄，包兼坤离；味浓气薄，资金土德。协和群品，有元老之功；普治百邪，得王道之化。赞帝力而人不知，敛神功而已不与，可谓药中之良相也。然中满、呕吐、酒客之病，不喜其甘；而大戟、芫花、甘遂、海藻，与之相反。是亦迂缓不可以救昏昧，而君子尝见嫉于宵人之意欤？

解小儿胎毒惊痫，降火止痛。（甘草头）主痈肿，宜入吐药。

大抵补中宜炙用，泻火宜生用。通入手足十二经。

甘草与藻、戟、遂、芫四物相反，而胡洽居士治痰澼，以十枣汤加甘草、大黄，乃是痰在膈上，欲令通泄，以拔去病根也。东垣治项下结核，消肿溃坚汤加海藻。丹溪治劳瘵，莲心饮用芫花。二方俱有甘草，皆本胡居士之意也。故陶弘景言古方亦有相恶、相反，并乃不为害。机妙达精微者，不能知此。

9.《景岳全书》：味甘气平，生凉炙温，可升可降，善于解毒。反甘遂、海藻、大戟、芫花。甘味至甘，得中和之性，有调补之功，故毒药得之解其毒，刚药得之和其性，表药得之助其升，下药得之缓其速。助参芪成气虚之功，人所知也；助熟地疗阴虚之危，谁其晓焉？祛邪热，坚筋骨，健脾胃，长肌肉，随气药入气，随血药入血，无往不可，故称国老。惟中满者勿加，恐其作胀；速下者勿入，恐其缓功，不可不知也。

10.《医学衷中参西录》：性微温，其味至甘。能解一切毒性。甘者主和，故有调和脾胃之功，甘者主缓，故虽补脾胃而实非峻补。炙用则补力较大，是以方书谓胀满证忌之。若轧末生服，转能通利二便，消胀除满。若治疮疡亦宜生用，或用生者煎服亦可。仲景有甘草泻心汤，用连、芩、半夏以泻心下之痞，即用甘草以保护心主，不为诸药所伤损也。至白虎汤用之，是借其甘缓之性以缓寒药之侵下。通脉汤、四逆汤用之，是借其甘缓炎性，以缓热药之僭上。与芍药同用，能育阴缓中止疼，仲景有甘草芍药汤。与干姜同用，能逗留其热力使之绵长，仲景有甘草干姜汤。与半夏、细辛诸药同用，能解其辛而且麻之味，使归和平。惟与大戟、芫花、甘遂、海藻相反，余药则皆相宜也。

二、生化汤用炮姜意义

本方自明以来，已400余年，为群众所喜用，至于方中炮姜的问题，《丹溪心法·产后九十二》曰："产后大发热，必用干姜，轻者用茯苓，淡渗其热，一应寒苦并发表之药均不可用。……前条云：产后大热，必用干姜。或曰：用姜者何也？曰：此热非有余之热，乃阴虚生内热耳！故以补阴药大剂服之，且干姜能入肺和肺气，入肝分引血药生血，然不可独用，必与补阴药同用，此造化自然之妙，非下之至神，孰能与于此乎。"《济阴纲目·产后门》眉批（汪淇）云："……凡有发热，且与四物汤以川芎、当归为君最多，白芍须炒过，酒蒸熟地黄佐之，如发热，软苗柴胡、人参、干姜炮之最效。盖干姜之辛热，能引血药入血分，气药入气分也，且能去恶养新，有阳生阴长之道，以热治热，深合内经之旨，予尝用之，取效如神，故录以劝。"《医宗金鉴·产后门》发热论治，加味四物汤，加味异功散，生化汤［注］："产后发热，多因阴血暴伤，阳无所附，大法宜四物汤加炮姜，从阳引阴为正治"。从上可见，生化汤中应用炮姜，其主要作用是引药入血，以温经化瘀。盖血得温则行，得凉则凝，符合《素问·调经论》"温则消而去之"之意，当然属实热非此方所宜。以热治热，如不明辨热因血虚，当然不敢使用；虽或辨证无误，若不深究炮姜退热之理，亦以为抱薪救火，恐犯虚虚而不敢妄投、另外亦有炮姜用五分调气，用一钱之说。

三、生化汤成方功效与适应证

生化汤方中药物主要有当归、川芎、桃仁、炮姜四味，而且固定不变，但因前人临证各有体会，见解不同，所以有用熟地的，有不用熟地的，有用益母草的，有不用益母草的；有用炙甘草的，有不用炙甘草的，这些取舍可根据产妇体质和病情的虚实而定。至于其方药作用，方中当归、川芎，为血中气药，能补能通，生新血，行瘀血，止痛润燥，为产后要药；炮姜温胃散寒温经通脉；炙甘草温中益气，缓急止痛，桃仁治产后血瘀诸病，兼能通润大便。但钱氏生化汤有熟地，是适应产后血虚的病情；傅青主生化汤去熟地，是嫌熟地的滞血；程钟龄、唐容川所录的生化汤有益母草，是适应产后小腹瘀痛剧烈和小便不利的病情。其他次要辅药，如黄酒活血，童便化瘀，红枣健胃，随着病情的倾向，可以对症加减，诸药配合，一派温和用事，能养能润，能通能行，的确是产后瘀痛和血虚便秘的良方。

本方，傅青主称为："新产之主剂，血块之圣药。"可知此方的适应证，当在产后血块未消，恶露艰行，小腹疼痛未停的时候，用来施治，最为有效。傅青主为明末清初的女科名手，所著《女科》一书，附有《生化编》，几乎妇人新产，无病不用生化汤，而且化裁尽善，加减为16方，极其变化之妙。

四、生化汤的禁忌证

需要特提醒的是生化汤诸方，虽然都具有生新化瘀等作用。但本方药性是辛温、走窜、润滑三种，对因脾胃虚弱所致的大便澹滑，心火素亢所致的心悸怔忡，肝阳横逆所致的眩晕胁痛，阴虚内热所致的口燥咽干，冲任固摄无权所致的时下血块，以及产妇感受一切温暑时邪表里邪热未解的，诸如此类，都是本方的忌禁证。此方如用之不当也会产生一定的不良反应，因此有的医家也提出了某些不满论调。如：吴鞠通《温病条辨》说："产妇腹痛，医者不问拒按喜按，一概以生化汤从事，甚至病家亦不延医，每产妇必服十数帖，成阴虚病，可胜悼哉！"王孟英说："凡产后世俗多尚生化汤，是以一定之死方，疗万人之活病，体寒者固为妙法；若血热之人，或兼感温热之气者，而一概施之，骤则变证蜂起，缓则薄损渐成，人但知产后之常有，而不知半由生化汤之为厉阶。""新产妇人，阴血大去，热邪易袭，粗工不察天时人事之不齐，动辄生化汤，以致覆杯而毙者比比。"（《王氏医案》）张山雷说："新产阴伤，孤阳无依，已多燥火，再予温辛，岂非抱薪救火？而世偏有产后喜温恶清之说，印入人心，煞是可怜！生化汤诚非必用之方。”（《沈氏女科辑要笺正》）这些对生化汤的不满论调，确是从临证中所目击的祸害，然而，这是对那误用生化汤的而言，此不是生化汤不适应于产后血虚瘀滞证，我们是要分开病情来看的。

现举一王孟英生化汤误治的案例以兹说明：翁氏，娩后发热，前医发散，后医主生化汤加减，病益剧。请孟英诊之，脉软滑微数，曰：素体阴亏，热自内生；新产血去，是以发热。惟谵妄昏瞀，最是吓医之证。渴喜热饮，宛似虚寒之据，宜劫风寒而表散，疑瘀血以攻通，帖帖炮姜，人人桃、桂，阴愈受劫，病乃日加。幸痰饮内盛津液未至涸竭。予蠲饮六神汤去橘半，加西洋参、生地、花粉、竹茹、知母、生白芍为剂，数日而瘳。

产后多虚多瘀，但不尽然。治疗务必掌握勿拘于产后，亦勿忘于产后的原则，因人而异。生化汤化瘀生新，以产后第一方著称，民间誉之，有病能治，无病能防。凡恶露不畅、腹痛拒按、畏寒脉涩者适。不审虚实寒热、有瘀无瘀，任意夸大其运用范围，产后必用，是观念上存在误区。王孟英晓之利弊：“体寒者固为妙法，若内热之人，或兼温热之气者，而一概投之，骤则变证峰起，缓则辱损渐成”。该案隶属产后发热，伤食、劳倦、蒸乳、外感、血虚、瘀血、邪毒入侵等诸般原因，均可致病。前医惑于外感，先违产后三禁，表散耗津；后者显然未弄清恶露、腹痛及苔脉状况，径投温通，两犯虚虚之戒。王孟英抓住脉象，突出本质，寥寥数语，道破症结。援引沈尧封《女氏辑要》：谵狂恶露似通者是觉痰迷，以六神汤（半夏曲、橘红、胆星、石菖蒲、茯神、旋覆花）出入，迅获捷效，继以益气育阴收功。几例产后发热，同因误服生化汤而趋重热炽，王孟英重视基础病，或辨为胎前伏暑，宗犀角地黄汤清解；或判定暑温外袭，予辛寒重剂白虎汤，顿挫热势，促病逆转，效果悬殊，总以脉证为凭。“一味盲从产后宜温”、“产后首必通瘀”，必然变证丛生。令人当引以为鉴。

第三节 生化汤源流发展

关于生化汤的源流发展有诸多说法，有谓本方出自《傅青主女科》的，也有谓出自《景岳全书》。张景岳著书于1624年，当时傅青主17岁，所以认为本方出自《景岳全书》较妥。而本方的源流可以追溯很远，张景岳方系来自会稽钱氏世传，《景岳全书·妇人规古方》原方有当归五钱、川芎二钱、炙甘草五分、焦姜三分、桃仁十粒去皮尖双仁、熟地三钱，一方无熟地。水二盅，枣二枚，煎八分温服。《傅青主女科·产后篇》选用此方，并加减化裁。按本方实从“黑神散”化裁来，宋。孙用和《傅家秘室方》及《局方》均有记载，会稽钱氏以此方加减，改名“生化汤”，通过临床实践有效，后经张景岳、傅青主等提倡，遂大行于世，尤以傅氏运用更为灵活，从而得已发扬流传。

第四节 生化汤衍生方

《傅青主女科》一书以生化汤加减命名之方剂近三十首，可用治二十多种病证，至今仍有效也。

一、木香生化汤

药物组成：川芎2钱，当归6钱，陈皮3分，黑姜4分。

处方来源：《傅青主女科·产后编》卷上。

方剂主治：产后怒气逆，胸膈不利，血块又痛；及产后血块已除，因受气者。

用法用量：服时磨木香2分在内。

二、加减生化汤

药物组成：川芎1钱，麻黄根1钱，当归4钱，桂枝5分，人参1钱，炙草5分，羌活5分，天麻8分，附子1片，羚羊角8分。

处方来源：《傅青主女科·产后编》卷上。

方剂主治：产后汗多变痉，项强而身反，气息如绝。

附注：方引用生姜一片，大枣一枚。

三、加味生化汤

药物组成：川芎1钱，防风1钱，当归3钱，炙草4分，桃仁10粒，羌活4分（一本无桃仁，有黑姜4分）。

加减：服2帖后，头仍痛，身仍热，加白芷8分，细辛4分；如发热不退，头痛如故，加连须葱5个，人参3钱。

处方来源：《傅青主女科·产后编》卷上。

方剂主治：产后气血两虚，阴阳不和，3日内发热恶寒，头痛胁痛，而类外感者。

四、加减生化汤

药物组成：川芎2钱，当归5钱，炙草5分，桃仁12粒，茯苓1钱，陈皮4分，木香（磨）3分。

加减：红痢腹痛，加砂仁8分。

处方来源：《傅青主女科·产后编》卷下。

方剂主治：产后7日内患痢。

五、加减生化汤

药物组成：川芎1钱，当归3钱，黑姜4分，炙草4分，桃仁10粒。

处方来源：《傅青主女科·产后编》卷下。

方剂主治：产后虚中，感寒饮冷，其寒下攻，小腹作痛；又有血块作痛；及产后血虚脐下痛者。

附注：有块痛者，本方送前胡散。亦治寒痛。

六、加参安肺生化汤

药物组成：川芎1钱，人参1钱，知母1钱，桑白皮1钱，当归2钱，杏仁10粒（去皮尖），甘草4分，桔梗4分，半夏7分，橘红3分。

加减：虚人多痰，加竹沥1杯，姜汁半匙。

处方来源：《傅青主女科·产后编》卷下。

方剂主治：产后虚弱，旬日内外感风寒，咳嗽声重有痰，或身热头痛及汗多者。

七、加味生化汤

药物组成：川芎2钱，当归5钱，黑姜4分，炙草5分，桃仁10粒。

加减：消面食，加神曲，麦芽；消肉食，加山楂、砂仁；伤寒冷之物，加吴茱萸、肉桂。如产后虚甚，加人参、白术。

处方来源：《傅青主女科·产后编》卷上。

方剂主治：产后血块未消，又患伤食。

用法用量：问伤何物，加以消导诸药，煎服。

八、加减生化汤

药物组成：川芎2钱，茯苓2钱，当归4钱，黑姜5分，炙草5分，桃仁10粒，莲子8枚。

处方来源：《傅青主女科·产后编》卷下。

方剂主治：产后块未消，患泻证。

用法用量：水煎，温服。

九、加减生化汤

药物组成：川芎1钱，当归4钱，黑姜4分，炙草4分，防风7分，吴萸6分，白蔻5分，桂枝7分。

处方来源：《傅青主女科·产后编》卷下。

方剂主治：产后腹痛，无块，遇风冷而作者。

十、加味生化汤

药物组成：川芎3钱，当归6钱，黑姜4分，桃仁10粒，炙草5分，荆芥4分（炒黑）。

加减：如形色脱，或汗出而脱，皆急服1剂，即加人参3~4钱（一加肉桂4分），决不可疑参为补而缓服；痰火乘虚泛上而晕，加橘红4分；虚甚加人参2钱；肥人多痰，再加竹沥7分，姜汁少许；其血块痛甚，兼送益母丸，或鹿角灰、或玄胡散、或独胜散、上消血块方，服1剂即效，不必易方，从权救急。

处方来源：《傅青主女科·产后编》卷上。

十一、加味生化汤

药物组成：川芎1钱，益智1钱，当归4钱，黑姜4分，炙草4分，桃仁10粒，茯苓1钱半（一本当归作3钱，有枣1枚）。

处方来源：《傅青主女科·产后编》卷下。

方剂主治：产后3日内，因劳倦伤脾或饮食太过，脾胃受伤，完谷不化，腹中块未消者。

附注：《胎产心法》有砂仁。

十二、加减生化汤

药物组成：川芎1钱，当归3钱，黑姜5分，砂仁5分，藿香5分，淡竹叶7片。

处方来源：《傅青主女科·产后编》卷下。

方剂主治：产妇呕逆不食。

用法用量：水煎，和姜汁2匙服。

十三、加参生化汤

药物组成：人参3钱（有倍加至5钱者），川芎2钱，当归5钱，炙草4分，桃仁10粒，炮姜4分。

加减：血块痛甚，加肉桂7分；渴，加麦冬1钱，五味子10粒；汗多，加麻黄根1钱；如血块不痛，加炙黄芪1钱；伤饭食、面食，加炒神曲1钱，麦芽5分（炒）；伤肉食，加山楂5个，砂仁4钱（炒）。

处方来源：《傅青主女科》卷下。

方剂主治：产后1~2日，血块痛虽未止，产妇气血虚脱，或晕或厥，或汗多，或形脱，口气渐凉，烦渴不止，或气喘急者。

用药禁忌：产后发厥，块痛不止，不可加芪、术。

用法用量：加大枣，水煎服。

十四、加味生化汤

药物组成：川芎1钱，当归3钱，肉姜4分，桃仁15粒，三棱（醋炒）6分，玄胡索6分，肉桂6分，炙草4分。

处方来源：《傅青主女科·产后编》卷上。

方剂主治：生产半月后，腹中血块日久不消，或疼痛，或外加肿毒，高寸许，或身热，饮食减少，倦甚。

十五、加味生化汤

药物组成：川芎1钱，当归2钱，杏仁10粒，桔梗4分，知母8分（1本作4分）。

加减：有痰，加半夏曲；虚弱有汗，咳嗽，加人参。

处方来源：《傅青主女科·产后编》卷下。

方剂主治：产后外感风寒，咳嗽，鼻塞声重。

附注：《胎产心法》有炮姜、炙草、生姜。

十六、加味生化汤

药物组成：川芎1钱，当归3钱，黑姜5分，肉桂8分，吴萸8分，砂仁8分，炙草5分。

加减：伤面食，加神曲、麦芽；伤肉食，加山楂；大便不通，加肉苁蓉。

处方来源：《傅青主女科·产后编》卷下。

方剂主治：产后劳伤风寒及食冷物，胃脘痛，腹痛者。

方剂功效：温胃散寒，消寒食。

附注：《胎产秘书》有桃仁、生姜，无砂仁。

十七、参归生化汤

药物组成：川芎1钱半，当归2钱，炙甘草5分，人参2钱，黄芪1钱半，肉桂5分，马蹄香2钱。

处方来源：《傅青主女科·产后编》卷下。

方剂主治：产后恶露流于腰臂足关节之处，或漫肿，或结块，久则肿起作痛，肢体倦怠。

用法用量：内服。

十八、健脾利水生化汤

药物组成：川芎1钱，茯苓1钱半，归身2钱，黑姜4分，陈皮5分，炙甘草5分，人参3钱，肉豆蔻1个（制），白术1钱（土炒），泽泻8分。

加减：寒泻，加干姜8分；寒痛，加砂仁、炮姜各8分；热泻，加沙黄连8分；泻水腹痛，米饮不化，加砂仁8分，麦芽、山楂各1钱；泻有酸嗳臭气，加神曲、砂仁各8分泻水者，加苍术1钱。

处方来源：《傅青主女科·产后编》卷下。

方剂主治：妇人产后块已除，患泻证。

十九、安神生化汤

药物组成：川芎1钱，柏子仁1钱，人参1~2钱，当归2~3钱，茯神2钱，桃仁12粒，黑姜4分，炙甘草4分，益智8分（炒），陈皮3分。

处方来源：《傅青主女科·产后篇》卷上。

方剂主治：产后块痛未止，妄言妄见。

用法用量：加大枣，水煎服。

二十、健脾消食生化汤

药物组成：川芎1钱，人参2钱，当归2钱，白术1钱半，炙甘草5分。

处方来源：《傅青主女科·产后编》卷上。

方剂主治：妇人产后伤食，血块已除。

二十一、参苓生化汤

药物组成：川芎1钱，当归2钱，黑姜4分，炙甘草5分，人参2

钱，茯苓1钱，白芍1钱（炒），益智1钱（炒），白术2钱（土炒），肉豆蔻1个（制）。

加减：泻水多，加泽泻、木通各8分；腹痛，加砂仁8分；渴，加麦冬、五味子；寒泻，加黑姜1钱，木香4分；食积，加神曲、麦芽消饭面；砂仁、山楂消肉食。

处方来源：《傅青主女科·产后编》卷下。

方剂主治：妇人胎前素弱，产后3日内块已消，泄泻，完谷不化者。

二十二、养荣生化汤

药物组成：当归4钱，白芍1钱，白茯苓1钱，人参1钱，白术2钱，陈皮5分，大腹皮5分，香附5分，苁蓉1钱，桃仁10粒（制）（一本无桃仁）。

处方来源：《傅青主女科·产后编》卷下。

方剂主治：产后，大便不通，误服下药成胀，及腹中作痛者。

第二章

历代医家对生化汤的论述

唐容川《血证论》："既产之后，身痛腰痛，恶血不尽，阻滞其气，故作痛也。盖离经之血，必须下行不留，斯气无阻塞，自不作痛，又能生长心血。若瘀血不祛，则新血不生，且多痛楚，宜归芎失笑散及生化汤治之。"

陆九芝《世补斋医书》："天曰大生亦曰大化，生化汤所由名也。生化汤之用莫神于傅征君青主。凡胎前产后，彻始彻终总以佛手散芎归二物而为女科要药，生化汤亦佛手加味耳。方中炮姜只用四分，不过借以为行气之用，助芎、归、桃仁以逐瘀生新，而甘草补之，寒固可消，热亦可去。"

徐玉台《医学举要》："产后忌用酸寒，故于四物中去白芍。炮姜去血中之寒，凡外受新邪，及内伤积冷咸宜。桃仁去皮尖用则能和血，留皮尖炒用则能破血。且地黄生熟异功，亦可随证施用。大便难者，加肉苁蓉；若虚甚则加人参，又当从补气生血之例矣。"

张秉成《成方遍读》："生化汤：产后便宜生化汤，腹留恶露痛难当，炮姜归草芎桃等，童便还需和水当……夫产后血气大虚，固当培补，然有败血不去，则新血亦无由而生，固见腹中疼痛等证。又不可不以祛瘀为首务也。方和当归养血，甘草补中，川芎理血中之气，桃仁行血中之瘀，炮姜色黑入营，助归草以生新，佐芎桃而化旧。生化之妙，神乎其神！用童便者，可以益阴除热，引败血下行故道耳。"

刘奉五《刘奉五妇科经验》："方中当归用量较大，功能养血；甘草补中；川芎理血中之气；桃仁行血中之淤；炮姜色黑入营，助归、草以生新，佐桃而化瘀；用童便可益阴除热，引败血下行。"

李皓平《中医杂志》1965 年第三期："其立方之意，乃因产后血虚阴亡，每有瘀血留滞。瘀血当消，新血亦当生；若专用消，则新血转伤；专用生，则旧血反滞。方中取芎、归、桃仁三味善攻旧血，骤生新血；佐以黑姜引三味入肺肝；炙草调和诸药，急中有缓；亦采四物之意，而避芍、地之寒腻；更得姜、桃之妙，行中有补，实产后之良方也。"

第三章

生化汤现代理论研究进展

生化汤一方，据现行高等医学院校教材《方剂学》、《中医妇科学》载，该方出自清代《傅青主女科·产后篇》。众多资料表明，生化汤之祖为钱氏生化汤。据《景岳全书·卷六十一·妇人规右方》所载：“会稽钱氏世传日尝论产……四物避芍药之寒，四物得姜桃之妙，气毋耗散，法兼补虚。”已将钱氏生化汤之药物组成、配伍原则阐明。该方组成为：当归五钱，川芎二钱，炙甘草五分，焦姜三分，桃仁十粒，熟地三钱。㕮咀为末，水二盅，枣二枚，煎八分，温服。又据沈万生等查考，钱氏生化汤成方年代约在南宋时，原系绍兴钱氏女科家传秘方，后经张景岳《景岳全书》公之于世，复由傅青主推广发明于前。

第一节　生化汤古今应用情况

一、傅氏灵活应用生化汤

生化汤药味组成为：当归 8 钱，川芎 3 钱，桃仁去皮尖 14 粒，黑姜5分，炙甘草 5 分，用黄酒、童便各半煎服。《成方便读》指出：“治产后恶露不行，腹中疼痛等证。大产后气血大虚，固当培补，然有败血不去，则新血亦无由生，故见腹中疼痛等证，又不可以祛瘀为首务也。方中当归养血，甘草补中，川芎理血中之气，桃仁行血中之瘀，炮姜色黑入营，助归、草以生新，佐芎、桃而化旧，生化之妙，神乎其神。”《医学心悟》指出：“方产后服一二剂，祛瘀生新，为妙。”在傅青主手中生化汤的应用更是到了炉火纯青的境界。在《傅青主女科·产后编》其上下两卷中，生化汤贯穿始终，先后出现加减方剂共有二十余首，大致归类如下[1]：加味生化汤，同名异方共 7 首方剂；加减生化汤，同名异方共 5 首方剂；加参生化汤；其他衍生方，异名异方 9 首方剂。傅氏认为产后无论有无腹痛，即服生化汤数剂，腹痛乃指瘀血内留胞宫，产妇或觉或不觉，无痛并非无瘀血阻止，均应服此汤剂。因产妇有体强与弱，症有虚实，寒热缓急之不同，故应随症服方。若产时劳倦过度，有出血，血崩，血晕，气促等症，加服加参生化汤。新产之后，恶露未净，血块未除，产时又造成气血暴虚，故服生化汤以化旧生新，待血块消，痛止，可去桃仁，佐加扶脾、消食、顺气、温胃等药，注意观察病情，因人、因时、因地，及时应变，又能守方持重，而投以加参、加味、加减及其他衍生方。此方因产后体虚而制，应以补虚为主，务犯虚虚之戒。傅氏指出："勿见寒热，而妄投发散之剂"；"见血块而妄投苏木，蓬、棱等散血方、破血方"；若产后饮食不洁或生愤怒，唯知速消，偏用木香、乌药、枳壳之类，使元气损伤，益增满闷；大便燥结，而妄议三承气汤；产后发热头痛，胁痛，而妄用麻黄、柴胡，其"虚虚之祸，壳胜言哉？"产后类风而用治风消痰之方；口渴以为火而用黄芩、连翘、栀子、柏仁以降之；小便不利而用五苓散以通方；产后恶露不净而致浮肿投以甘遂等药，皆失治也。总而言之，生化汤及其加减方由于疗效确切，深得傅青主喜爱，在他长达数十年的临床生涯中屡投而起沉疴。

二、近况

（一）以病论方

生化汤流传至今，不仅用于妇科，在其它科也广泛应用。生化汤所治病种归类如下：①计划生育：药流后出血，人流后发热、头痛、出血、闭经；②妊娠病：宫外孕、胎死腹中、部分性胎盘植入；③产后恶露不净、产后子宫恢复不良、产后胎盘滞留、产后尿潴留、产后惊悸恍惚、产后黄疸、产后缺乳、回乳、产后痹症、产后发热、产后便秘、剖宫产后子宫恢复不良、剖宫产术后腹壁血肿；④月经病：痛经、闭经、崩漏、经期延长、功能失调性子宫出血；⑤妇科杂病：子宫内膜炎、盆腔炎、子宫肌瘤、输卵管梗阻；⑥男性尿潴留、阳痿；⑦内科：肌衄、胃脘痛、头痛、郁症、胸痹。其中临床应用以产后诸症为主。《女科秘要》在生化汤方后曾言："产后诸症，但以生化汤为君，其余不过随证加减而已。"丹波元胤亦言："凡产后一切症，但以是方为加减颇稳当为法。"充分说明生化汤流传至今是因为其有较高的临床使用价值。

（二）以证论方

"方从法出，法随证立"，中医证、法、方、药之间存在高度内在统一性和极为密切的逻辑性。相似的组方结构反映了方剂配伍的多样性。这种多样性在样本达到一定数量时必然显现出内在的变化的规律性[2]。对于体现同一类治法类方的组方用药资料进行统计分析时，能够在一定程度上反映其组方用药的总体倾向和较为稳定的部分，是探索方剂配伍规律的重要途径之一。[3]细究生化汤方，方中无峻利猛烈之品，此方因产妇体虚而制，针对产妇多虚多瘀的特点。无论治疗何症，其主题以补虚为主，兼佐以消散等法。此方行中有补，化中有生，破而不伤正，补而不滞邪，充分体现了养血、活血、化瘀的治法。纵观组方用意，旨在祛瘀生新，为“血块之圣药”，《傅青主女科》称：“生化所产之剂，去块活血也，凡当新产病未除或有他病，总以生化汤为主，随症加减。”妇女以血为主，以血为用，妇女月经、妊娠、分娩、哺乳最易耗损阴血，故机体常感血分不足。《素问·调经论》说：“血气不和，百病乃变化而生。”血瘀是气血不和之一，血瘀常为妇科常见病机，可发生多种妇科疾病，然病症虽异，机制都属瘀阻胞脉、冲任、经络，出现产后腹痛、恶露不尽、痛经、崩漏、癥瘕、输卵管梗阻等多种病证。只有谨守病机，随证化裁，方可达效。吴氏[4]对停经 49 天以内的 156 例早孕妇女，随机分成两组，均常规采用药物流产，治疗组加服生化汤，并针刺合谷、足三里、三阴交，每日 1 次，共 7 次。结果对照组完全流产率 87.2%，不全流产率 11.5%，出血时间（15.5 ±5.5）天，治疗组完全流产率 97.4%，不全流产率 2.5%，出血时间（8.1 ±4.2）天，有显著差异，针药合用，有补气活血下胎之功，达到提高成功率，缩短流产时间和减少出血的目的。于氏[5]拟生化汤加益母草、山楂、香附、川续断，采用经期服药治疗输卵管梗阻而致不孕症 60 例，从月经来潮第 1 天开始，连服 5 剂为 1 疗程。一般连续服用 1 ~3 个疗程。结果治愈而孕者 50 例，为 83%；好转 6 例，为 10%；无效 4 例，为 7%。刘氏[6]用生化汤加味治疗内科病证肌衄、胃脘痛、郁证、头痛，辨证属于阳虚寒凝血瘀，用温经散寒、养血化瘀之加味生化汤治疗，均获奇效。梁氏[7]采用分组对照法观察生化汤加味治疗不稳定性心绞痛 30 例。对照组使用常规西药治疗，治疗组在西药常规治疗的基础上，并用生化汤加味治疗。结果：治疗组总有效率 83.3%，对照组总有效率 64.3%，两组差异有显著意义。心绞痛属于“胸痹范畴，基本病因病机是阳虚不运，虚寒凝滞，久病入络，心脉瘀阻，虚实兼夹”等。心肌的缺血中医体现为心之气血阴阳的亏虚，“不荣则痛”，故应补益气血扶正；血栓形成，心脉瘀阻，“不通则痛”，亦应活血化瘀，故可采取“异病同治”。近年来生化汤不仅用于妇科，在临床其他各科亦逐渐开展应用。究其实质，辨证是关键，也充分体现了“异病同治”这一中医治则。

（三）以药论方

对生化汤相关类方进行系统的分析研究可以进一步认识类方的基本证治，揭示其配伍规律和变化规律。有人[8]对傅氏用本方加减而更名为某某生化汤（共25方）进行分析、统计；当归、川芎、炙甘草为本方之基石，25方当归全用，24方用川芎，22方用炙甘草。这即是“产后宜大补气血”之意。桃仁12方未用，占50%；黑姜17方使用，占51.8%。我们进一步对生化汤及其类方的方药进行分析，加味中出现较多的药物依次为：益母草、蒲黄、五灵脂、黄芪、党参、三七、牛膝、泽兰、败酱草、阿胶、山楂、丹参，这与生化汤原方药物分别具有养血、活血、止血、补脾、益气功效相吻合。加减药物的类别主要有：活血祛瘀类、补益气血类、清热解毒类、理气类。从所加药物的比重来看，具有明显的活血化瘀功效，说明生化汤所治症候多有瘀血的病理基础。另外，生化汤及其类方主治症候主要为：阴道不规则出血，出血量或多或少，血流不畅，暗色血块，小腹疼痛，舌质紫暗或有瘀斑，或舌胖紫，脉沉紧、沉缓、弦缓、弦涩、弦滑、沉弦，反映了生化汤理法证治方药的一致性。对于生化汤的灵活应用，临床已结合了现代药理学研究，例如，清热解毒类药物；败酱草、蒲公英、银花、连翘、鸭跖草等比重的增加，这与现代药理研究，药流后出血的原因与子宫收缩乏力，蜕膜、绒毛残留以及继发感染相吻合；在终止早孕中，蜈蚣、土鳖虫杀胚抗瘀的应用[15]，这些充分体现了近代对傅氏活用生化汤的继承与发展。

第二节　生化汤功效现代研究

目前研究较多的是傅氏生化汤（当归、川芎、桃仁、炮姜、炙甘草)。对其中各药味的药理研究发现，某些具有双重作用即促进与颉颃。如子宫的双向调节作用，这些作用的产生机制、前提如何，至今研究尚少。

1. 对子宫的调节作用：唐丽萍等通过观察生化汤（Ⅰ)、加味生化汤（Ⅱ）的煎剂对家兔离体、在体子宫收缩的影响进行探讨。结果表明，(Ⅰ) 确能增强子宫收缩的频率、振幅，波宽亦有增加趋势。（Ⅱ）能显著增强子官收缩的振幅和波宽，频率也有增强趋势。(Ⅰ) 能引起离体子宫出现明显收缩所需时间较短，可能与方中黄酒有关[9]。近来研究表明，加味生化汤既能对抗外源性雌激素所致子宫增生性变化，又可对抗去卵巢后子宫的萎缩，并增强子宫对雌激素的敏感性，似表现一种双向的调节作用[10]。本方中的当归含有兴奋子宫和抑制子宫平滑肌两种成分，当归对子宫的作用取决于子宫的机能状态而呈双向调节，并是治疗痛经、月经不调、催产的药理学基础[11]。在方中其他药物的相互配合下，使Ⅰ对机体产生多方而的药理作用，产后使用该方，不仅能促进子宫复原，且有补益之效，并能预防产后褥热，增强血液循环，促进乳汁分泌，而无破血耗气之弊。

2. 对血液、心血管系统的作用：生化汤中的当归、川芎、桃仁均属活血化瘀药物，对血液及心血管系统有显著的影响作用，如抗血栓形成、改善血液流变性、改善微循环障碍等。这些作用很好地解释了生化汤所具有的祛瘀生新，既活血又止血的功效[12]。

3. 抗炎作用：有关研究证明，生化汤在对炎症的治疗中，能消除瘀血水肿，明显地减轻小鼠耳部的炎性肿胀，并在3批实验中，生化汤组有2只小鼠在给药后3小时，肿胀完全消失[13]。

4. 其他作用：张氏以对抗雌激素所致小鼠子宫增重之作用为指标，采用正交设计法对加味生化汤的组方进行分析，结果发现炮姜与炙甘草虽然用量较小，但对抗雌激素增重子宫的作用则最显著，并且在复方与单味药的实验中证实炙甘草降低子宫干重之效应居于首位。当归、川芎按照中医理论应是本方中的主药，但抗雌激素增重子宫之作用则略差，而组成的复方则较好[14]。从本研究不难看出，生化汤是治疗实验性子宫肥大症的基础方。

参考文献

[1] 刘红菊，郭秋霞．生化汤探析．甘肃中医，1997，10（5）：4.

[2] 樊巧灵，瑞霁，李飞．方剂配伍之法．北京：人民卫生出版社，2001，2.

[3] 霍丹群，张伟，刘佳，等．中药方剂配伍研究近况．浙江中医杂志，2003，（5）：214.

[4] 吴志梅．针灸加服生化汤治疗药物流产后阴道出血的临床观察．甘肃中医学院学报，2002，19（3）：41.

[5] 于先美，李建霞．加味生化汤治疗输卵管梗阻不孕症60例．河北中西医结合杂志，1998，7（2）：223.

[6] 刘仁人．生化汤在内科病症中的应用．江西中医学院学报．2002，14（3）：34.

[7] 梁田，钱士明．生化汤加味治疗不稳定性心绞痛30例．中医，2003，24（2）：101.

[8] 傅瑞卿．浅谈生化汤在《傅青主女科》中的运用规律．中医药研究，1990，

(4)：10.

[9] 唐丽萍，奚华，杨本登，等．生化汤及加味生化汤对子宫药理作用的观察．中山医学院杂志，1988.4 (4)：57.

[10] 张玉芬，刘德宽，净培桂，等．加味生化汤的实验研究．山西医药杂志，1980.9 (3)：6-9.

[11] 王筠默主编．中药药理学．1985：114-116.

[12] 吴锦梅，郑有顺．生化汤药理及临床应用．实用中西医结合杂志，1995，8 (8)：592-593.

[13] 侯琢生，石俊哲，王敏玉．生化汤、完带汤抗炎作用的实验研究．辽宁中医杂志，1992，19 (6)：43-44.

[14] 张玉芬，阎培桂，吕向华．采用正交设计法对加味生化汤组方的分析．中成药研究，1986，(7)：25-27.

[15] 陆建铭，巩尊科．加味生化汤在终止早孕中的应用．河北中医，1999，21 (5)：299.

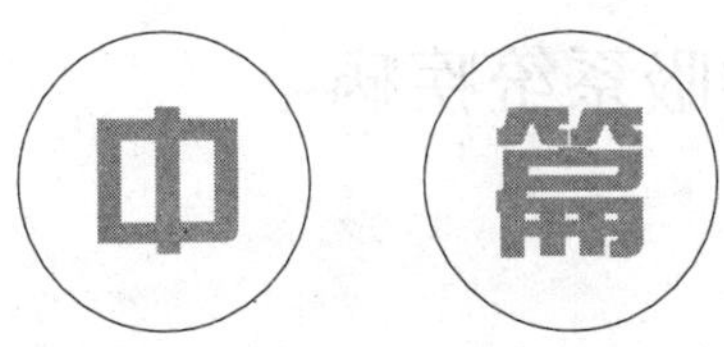

中篇 临床应用

第一章 内 科 疾 病

第一节 呼吸系统疾病

一、咳嗽

咳嗽是人体的一种保护性呼吸反射动作。咳嗽的产生，是由于当异物、刺激性气体、呼吸道内分泌物等刺激呼吸道黏膜里的感受器时，冲动通过传入神经纤维传到延髓咳嗽中枢，引起咳嗽。咳嗽的动作是短促深吸气，声门紧闭，呼吸肌、肋间肌和膈肌快速猛烈收缩，使肺内高压的气体喷射而出，就成为咳嗽。随着急速冲出的气流，呼吸道内的异物或分泌物被排出体外。中医认为咳嗽是因外感六淫，脏腑内伤，影响于肺所致有声有痰之证。《素问·病机气宜保命集》：“咳谓无痰而有声，肺气伤而不清也；嗽是无声而有痰，脾湿动而为痰也。咳嗽谓有痰而有声，盖因伤于肺气动于脾湿，咳而为嗽也。”因外邪犯肺，或脏腑内伤，累及于肺所致。《医学三字经·咳嗽》：“咳嗽不止于肺，而亦不离于肺也。”外感以祛邪宣肺为主，内伤以调理脏腑、气血为主。

【病案举例】

赵某，女，46 岁。2002 年 2 月 20 日初诊。咳嗽 1 个月余。1 个多月前因受凉出现喷嚏，流清涕，恶寒，发热，体温一般在 37.8 ~ 38.5°C 之间，咳嗽，痰少稀白，自服速效感冒胶囊、阿莫西林治疗 5 天后，喷嚏，流清涕，发热症状消失，但仍咳嗽，咯痰稀白量少，遇风寒加重，晨起尤甚，在某医院查血常规示：白细胞 $11.8 \times 10^9/L$，嗜中性粒细胞；胸片示：双肺纹理增多。西医诊断为急性支气管炎。曾先后静滴青霉素、头孢噻肟钠及口服川贝枇杷膏、蛇胆川贝液等化痰止咳中成药治疗 20 余日，症状未见明显好转而来求治于中医。刻下症见：咳嗽，痰少稀白，怕冷背甚，舌淡紫暗有瘀斑，苔白，脉沉。听双肺呼吸音粗，未闻及干湿性啰音。证属肺寒，瘀痰阻肺，宣降不利。治宜祛瘀散寒，宣降肺气，化痰止咳。方用生化汤加味。处方：当归、陈皮各 12g，川芎、桃仁、半夏各 10g，干姜、麻黄、杏仁、甘草各 6g。3 剂，水煎，分 2 次温服。二诊：药后咳嗽减轻，诸症改善，效不更方，再服6剂而愈。[1]

按：本例风寒袭肺，气不布津，凝聚为痰，病程日久，瘀血内生，痰瘀阻肺，因而缠绵难愈。上方中当归、川芎、桃仁活血化瘀；麻黄、干姜温肺宣肺散寒；杏仁、陈皮、半夏化痰止咳；甘草调和诸药。上药合用，使肺寒散，瘀痰去，则咳嗽自止。

二、支气管哮喘

支气管哮喘（简称哮喘），是由多种细胞特别是肥大细胞、嗜酸性粒细胞和T淋巴细胞参与的慢性气道炎症；在易感者中此种炎症可引起反复发作的喘息、气促、胸闷和/或咳嗽等症状，多在夜间或凌晨发生；此类症状常伴有广泛而多变的呼气流速受限，但可部分地自然缓解或经治疗缓解；此种症状还伴有气道对多种刺激因子反应性增高。属临床常见的疑难杂症。属中医“哮证”、“喘证”、“肺胀”等范畴。中医认为本病病机为内有壅盛之气，外有非时之感，膈有胶固之痰，三者相合，闭阻气道，搏击有声，发为本病。久病不已，本虚标实，在脏为肺，反复发作，涉及脾肾，变化多端，治疗困难。

【病案举例】

杨某，男，68岁。2000年12月11日初诊。反复咳喘10余年，受寒易发，冬季较甚。近2年来症状明显加重，伴有胸闷憋气，在某医院诊断为慢性喘息性支气管炎、慢性阻塞性肺气肿。1周前因天气骤降，咳喘加重，在附近诊所诊治，给予头孢拉定、盐酸溴己新片、氨茶碱等药物口服治疗，症状未见明显好转而来诊。诊见：喘息不得卧，胸闷憋气，咳嗽较著，痰稀色白量多，背冷怯寒，唇甲色暗，舌紫暗，苔白腻，脉弦滑。查：听双肺呼吸音粗，散在干啰音，少许湿啰音。血常规：白细胞$12.1\times10^9/L$，嗜中性粒细胞；胸片示：双肺纹理粗乱，透光度强。证属阳气虚弱，痰瘀阻肺。治法：温肺散寒，祛瘀化痰，佐以宣畅肺气。方拟生化汤加味。处方：干姜、麻黄、川芎、桃仁、杏仁、紫菀、款冬花各10g，黄芪15g，当归、陈皮各12g，甘草6g。6剂，水煎服，每日1剂。二诊：咳嗽、喘憋减轻，能平卧，痰量减少，但仍感背冷怯寒，上方加桂枝10g，熟附子6g，以加强温补阳气之力，7剂。三诊：咳嗽、喘憋基本控制，背冷怯寒减轻，肢末转温。继用上方加减调治20余剂，诸症悉除，仅感活动后气短。嘱改服中成药金匮肾气丸，每次9g，每日2次，巩固疗效。随访年余，咳喘未复发。[1]

按：慢性咳喘疾患多以阳气虚弱，痰瘀伏肺证并见。阳气不足，无力温散痰瘀，痰瘀不去，重伤阳气，形成恶性循环，虚中挟实，治疗较难。本例即属此类。治疗用活血温通之生化汤加味，方中干姜、麻黄、黄芪益肺温阳补气；当归、川芎、桃仁活血祛瘀；麻黄、杏仁、陈皮、紫菀、款冬花、甘草宣肺化痰，止咳平喘。诸药合用，共奏温肺散寒，祛瘀化痰，宣肺平喘之功，因而取得了满意的疗效。

第二节 心血管系统疾病

心绞痛

心绞痛是冠状动脉供血不足，心肌急剧的、暂时缺血与缺氧所引起的临床综合征。其特点为阵发性的前胸压榨性疼痛感觉，可伴有其他症状，疼痛主要位于胸骨后部，可放射至心前区与左上肢，常发生于劳动或情绪激动时，持续数分钟，休息或用硝酸酯制剂后消失。本病多见于男性，多数病人在40岁以上，劳累、情绪激动、饱食、受寒、阴雨天气、急性循环衰竭等为常见的诱因。本病属中医“胸痹”、“真心痛”的范畴，多因中老年脏腑功能渐衰，膏粱厚味损伤脾胃，或七情内伤所致气滞、血瘀、痰浊内生，使脉络不通，不通则痛而发病。

【病案举例】

李某，男，64岁。2001年12月19日初诊。反复胸痛5年，活动后加重，以冬季为甚。近半月来左胸刺痛，向左肩背部放射，有压榨感，伴胸闷憋气，心悸气短。曾在某医院心内科就医，诊断为冠心病心绞痛。服用硝苯地平缓释片、硝酸异山梨酯、速效救心丸、复方丹参滴丸等中西成药治疗，症状未见改善，遂求治于中医。刻下症见：左胸刺痛，胸闷憋气，心悸气短，形寒肢冷，面色苍白，口唇色暗，舌淡有瘀斑，苔薄白，脉沉细涩。心电图示慢性冠状动脉供血不足。诊断为胸痹，证属心阳不足，瘀阻心络。治以辛温通阳，活血通络。方用生化汤加味。处方：当归、桃仁各15g，干姜、桂枝、檀香各10g，川芎12g，丹参30g，甘草6g。水煎服，每日1剂。服7剂后，胸痛次数明显减少，程度减轻，形寒肢冷等症状亦明显好转。守方再进7剂，胸痛胸闷已除，继用上方加减调治月余，病情稳定。[1]

按：冠心病心绞痛属中医学胸痹范畴。病机主要是心脾肾亏虚，导致气滞、血瘀、痰浊、阴盛，故本病多见本虚标实。本例年老体弱，心阳不足，血行无力，心脉瘀阻，痹阻不通，不通则痛。故以生化汤加味治疗。方中干姜、桂枝辛温通阳，开痹散寒；当归、川芎、桃仁、丹参、檀香活血化瘀，通络止痛；甘草调药和中。诸药合用，共奏辛温通阳，活血通络之功，则胸痹自可渐愈。

第三节　消化系统疾病

一、溃疡性结肠炎

溃疡性结肠炎是一种原因不明的慢性结肠炎，病变主要限于结肠的黏膜，表现为炎症或溃疡，多累及直肠和远端结肠，但可向近端扩展，以至遍及整个结肠。临床表现有持续性或反复作黏液血便、腹痛伴有不同程度的全身症状，少数病人只有便秘或无血便。西医在治疗上缺乏特效方法及药物。中医无溃疡性结肠炎病名，据其临床表现应归属于中医内科“泄泻”、“痢疾”、“便血”、“肠风”或“脏毒”等范畴。本病主要病变在于脾胃与大小肠，而与肝肾关系密切。而脾虚、湿盛是导致本病发生的要点。

【临床应用】

王氏[2]采用真武汤合生化汤加减治疗溃疡性结肠炎36例。经治疗20～25天后。结果：19例痊愈（腹痛消失，大便日行1次，性状如常，随访1年未见复发）；8例好转（腹痛减轻，大便次数减少，或愈后1年内复发）；9例无效（治疗前后无明显变化）。痊愈病例1年后追访：7例复发，复采用基本方治疗，5例痊愈，1例好转，1例无效。

【病案举例】

王某某，男，34岁。1996年4月7日诊。患溃疡性结肠炎3年，曾先后用西药柳氮磺吡啶、激素及中药附子理中汤、痛泻要方、四神丸等，治疗效果不显，时愈时发，而来就诊。诊见：腹泻日行4～6次，大便中带有脓血，左下腹疼痛，疼痛后即出现腹泻，泻后疼痛减轻。并伴有少腹拘急，形寒肢冷，食欲减退等。舌质红、有瘀斑、苔白，脉沉涩。证属脾肾阳虚，瘀血阻络。治宜温补脾肾，化瘀通络。基本方（真武汤合生化汤加减：云茯苓10g，白术、附子、川芎、甘草各6g，白芍、当归各12g，炮姜、桃仁各9g）加桂枝、乌药、鸡内金各6g，小茴香、五灵脂、莱菔子各9g。服药15天后，腹痛消失，食欲正常，大便日行2次，性状接近正常。前方去当归、川芎、五灵脂，加罂粟壳6g，乌梅9g。续服药10天，诸症消失，随访1年未见复发。[2]

按：溃疡性结肠炎大多为脾虚湿蕴、肝脾不调、脾肾阳虚等，采用健脾化湿、疏肝健脾、温补脾肾可获良效。但有些患者特别是脾肾阳虚患者，采用上法效果并不理想。这是由于患者阳气虚弱而生内寒，寒邪凝滞，血脉不通，瘀血阻络而产生疼痛。阴寒内盛，脾胃失于温养而运化失常则生泄泻。所以本病脾肾阳虚为本，瘀血阻络为标。这种观点和中医常说的“久泻及肾”、“久病必瘀”相吻合。所以治宜温补脾肾，化瘀通络。基本方中：附子、炮姜温补肾阳，肾阳得复，则气化得行，水湿得化；白术、云茯苓健脾渗湿；白芍、甘草缓急止痛，且白芍又能敛阴护阴，可防止附子、白术、炮姜之温燥伤阴；当归、川芎、桃仁化瘀通络，瘀血消散，血脉畅通，则腹痛自止。综观上方，温补脾肾以治泄泻，化瘀通络而疗腹痛。

二、便秘

便秘是指排便次数减少，每 2～3 天或更长时间一次，无规律性，粪质干硬，常伴有排便困难感，是一种临床常见的症状。中医认为便秘的病因是多方面的，其中主要的有外感寒热之邪，内伤饮食情志，病后体虚，阴阳气血不足等。本病病位在大肠，并与脾胃肺肝肾密切相关。中医药对本病证有着丰富的治疗经验和良好的疗效。

【病案举例】

某女，18 岁，学生。便秘已数年，并逐年加重。经多方治疗，屡服中西药而未获效。近 1 年来必服排毒养颜胶囊方能排便，否则 4～7 天 1 次，色黑质硬如羊矢。面色萎黄，皮肤干燥。15 岁月经初潮后，常数月一行，色暗量少，舌淡、苔厚，脉沉细。证属禀赋不足，精亏血少，经血不能应时而下。且病久入络，积阻经络；肝肾虚弱，冲任亏虚，精血不足，肠失滋润而便秘。治以活血祛瘀，润肠通便。处方：当归、制首乌各 24g，川芎 6g，桃仁 18g，炙甘草 5g，大枣 9g，熟地黄、柏子仁、蜂蜜（冲）、白术各 30g，肉苁蓉、菟丝子各 15g，女贞子 12g。7 剂，每天 1 剂，水煎服。并嘱每天服蜂乳 6g，早晚各 1 次。连续治疗 2 个月，皆以生化汤加减。大便 2～3 天 1 次，质中。月经间隔缩短，治疗期间行经 2 次。[3]

按：本例以生化汤生血行血。方中重用当归、桃仁养血润肠；肉苁蓉、熟地黄、何首乌、女贞子、柏子仁补血填精润燥；重用白术健脾能生血，益气助运以行肠中之积；肉苁蓉、熟地黄、菟丝子、蜂乳滋补肝肾以资冲任。全方共奏行血生血、充盈冲任、润肠通便之功。

三、胃脘痛

胃脘痛是指上腹部胃脘处疼痛为主的症状，俗称“胃痛”。《素问》称：“胃脘当心而痛，”《寿世保元》称“心胃痛”。历代医家又有“心腹痛”、“心痛”、“心下痛”等。胃脘痛的病位在胃，多由饮食不节，嗜食生冷，或忧思恼怒等因所致气机不畅，从而导致胃的病变。然胃之受纳，腐熟及消化功能，又要依赖于脾气的运化，肝气的疏泄，与肾阳的温煦，故胃脘痛一症也与脾、肝、肾的病变有关。现代西医学所指的急性胃炎、慢性胃炎、胃溃疡、十二指肠溃疡、功能性消化不良、胃黏膜脱垂等病以上腹部疼痛为主要症状者，均属于中医学胃脘痛范畴。

【病案举例】

1. 杨某，女性，42 岁，2000 年 1 月 5 日初诊。患者有慢性萎缩性胃炎史近 10 年，近因进食螃蟹后复发。刻诊：胃脘部刺痛，痛有定处，喜温按，嗳气，面色少华，四肢欠温，倦怠乏力，大便不实、日行 1～2 次，无泛酸，舌淡胖、边有瘀斑，苔白腻，脉细涩，证属脾胃虚寒，寒凝血瘀，以生化汤加味：全当归 15g，川芎 12g，桃仁 10g，干姜 6g，白芍药 24g，制附片 6g，炙甘草 10g，川楝子 15g，玄胡索 12g，饴糖 25g（另冲）。5 剂。并嘱忌生冷、油腻饮食。1 月 10 日二诊：药后胃脘疼痛见减，大便日行 1 次，已成形，四肢欠温稍有好转。原方再进 7 剂。1 月 17 日三诊：胃脘疼痛未作，大便日行 1 次，四肢欠温，生化汤加白芍药 15g、饴糖 25g（另冲）善其后，随访半年，症情平稳。[4]

按：本例胃脘疼痛病程较久，脾胃阳气受损，复又饮食不慎，攻伐脾阳，致症情反复，久病入络入血。临床所见之刺痛，嗳气频作，舌胖、边有瘀斑，苔白腻，脉细涩等，均为寒凝气滞血瘀之证，故用生化汤以温经散寒化瘀，加附子助干姜温中暖胃；配白芍药、饴糖缓急和中；入川楝子、玄胡索行气止痛，诸药共奏温中散寒、理气化瘀之功。

2. 刘某，男，46 岁。1999 年 10 月 17 日初诊。胃脘部疼痛反复发作 3 年余，多因饮食生冷或情志不舒而诱发，曾作纤维胃镜检查，诊为慢性浅表性胃炎，久服中西药治疗，疼痛时有缓解。近 1 个月来胃脘疼痛不已，刺痛、冷痛，喜热饮食，面色㿠白，无泛酸，大便溏薄，舌紫暗，苔白，脉细涩。证属脾胃虚寒，瘀血阻络。治以温中散寒止痛，活血化瘀通络。方用生化汤加味。处方：当归、川芎、干姜、桂枝各 10g，桃仁 12g，黄芪 30g，香附、炙甘草各 6g，吴茱萸 3g。水煎服，每日 1 剂。6 剂后，胃脘疼痛减轻，守方再进 10 剂，胃痛大减，面色红润。继用上方加减调治半月余，诸症悉除。嘱患者注意调节情志与饮食，随访 1 年未复发。[1]

按：慢性浅表性胃炎属中医学胃脘痛范畴。本例胃痛日久，脾胃虚寒，瘀血内生，阻于胃络，故见胃脘刺痛、冷痛，喜热饮食，舌紫暗，脉细涩。治用生化汤加味，方中当归、川芎、桃仁活血祛瘀，通络止痛；干姜、桂枝、黄芪、吴茱萸益气温中散寒；香附理气止痛；甘草调和诸药。全方合用，活血通络，温中散寒，理气止痛，从而使瘀血去，脾胃健，则胃痛能除。

3. 陈某，男，53岁。1996年1月25日初诊。患者自述胃脘刺痛8年，时作时止，或轻或重，缠绵不已。饮食稍有不慎或冒受寒凉，劳累过度其痛复作。屡进中西药物，效果欠佳。胃镜检查示：十二指肠壶腹部溃疡。刻诊：患者双手捂其痛处，纳呆，嗳气频频，泛吐清水，脘腹胀闷，面色暗少华，大便色黑而干，小便正常。舌质暗淡，舌苔白腻，脉细涩。脉症合参，病由土虚寒凝，瘀血着胃，血脉不畅所致，其病机正符加味参桂生化汤。遂疏方如下：当归15g，川芎10g，桃仁10g，炮姜6g，党参12g，肉桂6g，炙甘草6g。水煎服，每日1剂。二诊：患者药进5剂，胃痛、腹胀消失，诸症顿减，依上方加陈皮、半夏、茯苓健脾和胃，加白及、三七祛腐生肌，促使溃疡愈合。患者连服30余剂，胃痛未作，诸症悉平。次年行胃镜检查示溃疡已愈合。[5]

按：患者胃脘痛病程较久，病痛缠绵不已，脾胃已虚，临证见嗳气频频，吐清水，纳呆，脘腹胀闷，面色暗少华，为脾胃虚寒，寒凝血瘀所致，治用加味参桂生化汤，方中用当归，川芎，桃仁活血祛瘀，通络止痛；炮姜，肉桂温中散寒，党参，炙甘草理虚止痛。

四、胆囊炎胆石症合并早产

胆囊炎、胆石症是最常见的胆囊疾病，好发年龄在20～50岁，尤其以中年肥胖、多产妇女最多见。发病原因主要是胆汁瘀积、细菌感染及胆固醇代谢障碍。胆囊炎临床上分为急性胆囊炎和慢性胆囊炎。急性胆囊炎常以油腻饮食为诱发因素，临床可见中上腹剧烈绞痛，持续性发作，阵发性加剧，并向右肩背放射，恶心、呕吐、发热，少数因感染严重波及胆总管可有轻度黄疸，并发胆囊周围脓肿，胆囊穿孔引起弥漫性胆汁性腹膜炎，严重者可出现感染性休克。慢性胆囊炎主要表现为上腹部饱胀，嗳气和厌食油腻等消化不良症状，有时感右肩胛下、右季肋或右腰部等处隐痛，病史可长达数年或十余年，部分有胆绞痛和急性胆囊炎发作史。胆石症与胆囊炎二者常互为因果，且大多数与慢性胆囊炎同时存在，结石较大的表现为右上腹闷胀不适，或慢性胆囊炎症状；较小的结石则可能在饱餐或油腻饮食后胆囊收缩，或夜间平卧时结石移动阻塞胆囊管引起胆绞痛和急性胆囊炎发作。

胆囊炎、胆石症属于中医学的“胁痛”、“腹痛”、“胆胀”、“黄疸”等范畴，因情志抑郁，饮食不节，引起肝胆气郁，气血郁滞不通所致。

【临床应用】

胆囊炎胆石症合并早产给临床带来一定的困难，张氏[6]应用柴胡生化汤（大柴胡汤合生化汤加减）为主进行治疗，取得较好效果。

【病案举例】

1. 祈某某，女，24 岁，农民。以右上腹持续性疼痛伴畏冷、发烧、黄疸 6 天为主诉于 1980 年 9 月 12 日下午 3 点急诊入院。既往 3 年反复发作上腹部闷痛不适，均按“胃病”治疗。查体温 40.4℃，脉搏 116 次/分，血压 80/50mmHg，烦燥不安，巩膜中度黄染，腹稍胀，右上腹肌紧张触痛及反跳痛明显，胁下触及 12cm × 8cm 肿大之胆囊，墨菲征（+），子宫底于剑突下三横指，胎音正常，白细胞计数 25×10^9/L，中性粒细胞比例 92%，尿胆红素阳性。诊断为：①急性梗阻性化脓性胆管炎。②妊娠 8 个月。妇产科会诊：胎位正，未见宫缩，无其他异常发现。患者在升压药静脉滴注维持下，于清晨 6 时行胆总管切开取石引流术，当日下午 5 时出现频繁宫缩，给黄体酮等保胎药治疗，未能缓解。次日上午 5 时，娩出一男婴，术后一般情况好转，去除升压药，血压平隐，但患者仍有高烧，体温 40℃。先后用氯霉素、卡那霉素、氨苄青霉素等，10 天后体温仍持续在 38 ~40℃之间，上腹及少腹疼痛不适，且恶露量少，考虑胆道余毒未清，又加上早产恶露秽浊残留，停用抗生素，给于柴胡生化汤，处方：当归、川芎、柴胡各 12g，枳壳、郁金各 15g，大黄（后入）、桃仁、黄芩、芍药、木香各 10g，甘草 6g，每日 1 剂，分 2 次口服。药后恶露量多且畅。服 3 剂后，体温降至 37.5℃，前方去桃仁、大黄、川芎，加党参、白术、茯苓各 15g。2 剂后，腹痛缓解，恶露已净，饮食增加，体温正常。停药观察 3 天，一般情况良好，母婴健康出院。

2. 王某，女，28 岁，农民。1983 年 8 月 7 日以胆道残余结石合并胆道感染，早产后 2 小时为主诉住院。自述上腹部呈持续性疼痛阵发性加剧已 3 天，伴畏冷、发烧、恶心、呕吐为胃内容物。查体温 38.7℃，脉搏 104 次/分，巩膜中度黄染，上腹肌紧张、触痛及反跳痛明显。血检白细胞 16×10^9/L，中性粒细胞比例 86%，尿胆红素阳性，黄疸指数 30U，凡登白试验呈直接强阳性反应。当日即给柴胡生化汤，处方：当归、川芎、柴胡各 12g、枳壳、郁金各 15g，大黄（后入）、桃仁、黄芩、芍药、木香各 10g，甘草 6g，日 2 剂，日 4 次口服。服后大便稀软，第 3 天从大便中洗出成形结石二粒，分别是 1cm × 0.8cm × 0.7cm、0.5cm × 0.7cm × 0.8cm，疼痛明显减轻，体温降至 38℃。续服前方，改为日 1 剂，分 2 次口服，连服 3 天，腹痛已除，恶露明显减少，体温正常。又前方去大黄、桃仁、川芎，加党参、白术、茯苓各15g，每日1剂，分2次口服。服药5天，恶露已净，体温、血象均正常，饮食增加。停药观察2天，康复出院。[6]

按：胆囊炎胆石症合并早产乃由胆道感染，热结阳明、青热炽盛、触动胞宫，导致胎动早产。临床用药若纯用苦寒攻泻胆道热毒，势必使宫冷瘀血不下；若单用温热活血祛除胞宫残留恶血，势必使胆道火炽更旺，助邪益疢。因此用大柴胡汤合生化汤加减，寒温相配、攻补兼施，既能清除胆道热毒，又能驱逐胞宫离经恶血，达到气血平和，营卫畅达的目的。患者因产后体虚，过用苦寒攻下破血祛瘀，必定更伤正气。因此例1服药3剂，例2服药9剂后，排出结石，热毒消退，恶露干净，即停用苦寒攻下之大黄，活血破瘀之桃仁、川芎，另加补气益脾之党参、茯苓、白术，患者脾胃得补，中气益强，病得全愈。

五、黄疸

黄疸是高胆红素血症的临床表现，即血中胆红素增而使巩膜、皮肤、黏膜以及其他组织和体液发生黄染的现象。正常血中胆红素不过17μmol/L，如胆红素超过正常值而肉眼仍未能察见黄疸时，可名为隐性或亚临床黄疸。黄疸不是一个独立疾病，而是许多疾病的一种症状和体征，尤其多见于肝脏、胆系和胰腺疾病。中医将黄疸分阳黄、阴黄与急黄三类，认为病因主要系外感时邪，饮食不节，脾胃虚寒或内伤不足，但其关键为湿所患，病变脏腑在肝胆，但多涉及脾胃，导致胆汁不循常道而发病。

【病案举例】

李某某，男，54岁。因黄疸进行性加重，伴腹胀胁痛1个月，于1989年8月18日入院。查体：皮肤巩膜明显黄染，腹软，肝脾未触及，右上腹轻压痛，墨菲征（－）。查总胆红素16812μmol/L，1分钟胆红素8412μmol/L，凡登白反应直接（＋），谷丙转氨酶148U/L，碱性磷酸酶186U/L，γ－谷丙转氨酶468U/L。B超示胆道慢性炎症。CT示肝内胆管扩张。经内镜逆行性胰胆管造影后确诊为原发性硬化性胆管炎。予西药消炎利胆等及中药清热利湿退黄之剂治疗50天，黄疸消退不明显，查总胆红素14814μmol/L，1分钟胆红素6316μmol/L。再次请中医会诊。诊见：身黄目黄，其色晦暗，右胁刺痛，腹胀便溏，皮肤瘙痒，肌肤甲错，形寒肢冷，神疲乏力，舌暗红、边有齿痕、苔白腻，脉细涩。证乃寒湿阻遏，肝胆失疏，气滞血瘀，胆汁外泄。治拟散寒化湿，疏肝理气，活血化瘀。用生化汤加减。处方：当归、茯苓各15g、丹参

30g，桃仁、川芎、柴胡、炒白术、厚朴、郁金各10g，干姜、肉桂、炙甘草各5g。每日1剂，早晚煎服。20多天后黄疸消退，腹胀胁痛等症消。多次复查肝功能、胆红素、碱性磷酸酶、γ-谷丙酰转肽酶、B超肝胆脾胰均正常，临床治愈。[7]

按：原发性硬化性胆管炎引起的黄疸，属于胆汁瘀积性黄疸。据症辨析，本例属中医“阴黄”，由寒湿内蕴肝胆，气血瘀滞所致。正如《临证指南》所云：“气血不行则发黄。”生化汤温经散寒，祛瘀生新。入柴胡、郁金、厚朴、丹参疏肝理气，活血化瘀；并用肉桂、干姜温热之品伍炒白术、茯苓、厚朴健脾化湿之品，使脾肾阳气得复，则寒湿之邪自退。诸药合用，使瘀积在肝内的胆汁得以排泄，循其常道，黄疸自可消退。其中化瘀生新尤为重要，此所谓“治黄必治血，血行黄自却”。本案例从温中化瘀施治，乃抓住了病机之本，故能使顽疾治愈。

第四节　泌尿系统疾病

一、肾病综合征

肾病综合征简称肾病，是多种病因所致肾小球基底膜通透性增高，从而大量血浆蛋白由尿中丢失而导致的一种综合征、临床具有四大特点：①大量蛋白尿；②低蛋白血症；③高胆固醇血症；④不同程度的水肿。本病属中医“水肿”范畴，认为与水液代谢关系最为密切的脏腑是肺、脾、肾，这三个脏器的功能失调是引起水肿发生的关键所在。

【病案举例】

丁某某，女，34岁。因浮肿，少尿，腰乏力1个月，于1992年8月7日入院。诊见面浮肢肿，面色白，形寒怯冷，腰乏力，纳少便溏，舌淡胖、边有瘀斑、苔白腻，脉细略涩。血压165/90mmHg，颜面及下肢高度浮肿，心肺无异常，腹水征（++）。查尿常规：尿蛋白（++++），红细胞（+），尿素氮16.5mmol/L，血清肌酐196.6μmol/L，白蛋白18g/L，球蛋白21g/L，总胆固醇6.82mmol/L，甘油三酯3.18mmol/L。尿蛋白定量6.86g/24h。B超示中等量腹水。腹水常规提示漏出液。西医诊断为原发性肾病综合征。中医辨证为脾肾阳虚，血瘀水停。治宜温补脾肾，活血化瘀，利水消肿。予生化汤合五苓散加减。处方：当归、太子参各15g，益母草、生黄芪各30g，川芎、怀牛膝、桃仁各10g，干姜、桂枝各5g，丹参、茯苓皮、猪苓、泽泻、冬瓜皮各20g。每日1剂，早晚水煎服。服15剂后浮肿腹水消退。上方去猪苓、泽泻、冬瓜皮、桂枝，加山茱萸10g，山药30g，继服10剂，症状消失。连续复查3次尿常规均正常。尿蛋白定量0.24g/24h，白蛋白34g/L，球蛋白23g/L。肾功能正常。继服上方2个月巩固疗效，随访3年未复发。[7]

按：原发性肾病综合征属于中医水肿病范畴。《诸病源候论》云：“水病者，由脾肾俱虚故也，肾虚不能宣通水气，脾虚不能制水，故水气盈溢，渗液皮肤，流遍四肢，所以通身肿也。”脾肾阳虚不能温煦和推动血液的运行而致寒凝血瘀，气化不利，血瘀水停形成水肿。此所谓“血不利则为水也。”治予生化汤合五苓散活血化瘀，温阳化气利水，并用黄芪、太子参补中益气，气旺以促血行。诸药合用，温补之中有通利，通化之中有益气，化瘀之中补气血。辨证用药切中病机，而活血化瘀乃是治疗水肿之变法也，知常达变往往能取得良好疗效。

二、急性尿潴留

急性尿潴留，是指虽然膀胱极度充盈，但尿液却不能自行排出。病人常因尿意急切、小腹胀痛或不适而辗转不安。尿潴留原因分两类：①尿道梗阻：由于尿道炎症水肿或结石、尿道狭窄、尿道外伤、前列腺肥大或肿瘤等阻塞尿道而引起。②神经因素：各种原因所致的植物神经损害都可引起尿潴留。本病属于中医“癃闭”的范畴。

【临床应用】

孙氏[8]用生化汤加减治疗9例男性急性尿潴留患者，年龄最大72岁，最小16岁。病程最长7天，最短1天。其中，外伤性睾丸炎合并急性尿潴留4例，阑尾炎切除术后急性尿潴留1例，睾丸鞘膜积液术后急性尿潴留1例，腹股沟疝术后急性尿潴留3例，均获治愈。

【病案举例】

1. 徐某，男性，16岁，学生。1989年6月2日下午不慎撞伤下阴，不能排尿20小时，于4日上午前来诊治。初诊检查：烦躁不安，表情痛苦，右侧睾丸肿胀，触痛，舌淡红，苔薄白，脉弦数。证属下阴睾丸外伤，瘀血阻滞所致。治宜活血祛瘀、通调水道。投以生化汤加减：当归18g，川芎9g，蒲黄6g，泽泻12g，五灵脂10g，琥珀3g，桃仁10g，红花6g，滑石15g，龙胆草10g，水煎服。服药后近3小时，自解小便1次，量多清长而黄，解后腹胀顿消，心烦诸症俱除，下午又自解1次，尿路畅通，惟下阴仍痛不可近，为巩固疗效，次日按原方再服1剂。二诊：小便一直畅通，排尿自如，下阴疼痛也有所减轻，改投龙胆泻肝汤加活血祛瘀药3剂而愈。[8]

按：患者发病外伤之后，且有少腹疼痛拒按，下阴不可近等败血瘀阻等明显的临床表现，这与生化汤主要功效的适应证非常相似，因症施治。因此，能收到预期的效果。

2. 梁某，男性，72岁，市民。1991年11月28日因阴囊肿大，少腹持续性疼痛，被诊为嵌顿性腹股沟疝，收住院治疗，患者有支气管哮喘及腹股沟疝病史，手术后第3天出现排尿困难渐至不通，下腹部胀满肿大，给予插管导尿并停留尿管处理，但1周来排尿情况并不改善，乃于12月6日上午要求中医会诊。初诊所见，患者脸色㿠白，倦怠嗜卧，精神萎靡，咳喘气促，纳呆食少，少腹疼痛拒按（仍停留尿管），舌质紫暗边有瘀斑，脉虚而涩。投以四君子合五苓散、三拗汤：党参30g，白术12g，茯苓15g，甘草6g，泽泻12g，猪苓10g，桂枝10g，麻黄15g，杏仁10g，北芪30g。每日1剂，嘱服2剂。二诊：精神气色较好，气短减轻，食欲略振，但去除尿管仍不排尿，脉舌如前。改投生化汤加减：当归18g，川芎10g，桃仁10g，红花6g，蒲黄10g，五灵脂10g，泽泻12g，琥珀末5g，北芪30g，滑石30g，甘草6g，水煎服，每日1剂，连服2剂。三诊：拔出导管已能自解小便，但涩痛，滴沥而下。按原方加冬葵子10g，每日1剂，再服2剂。四诊，排尿通畅，量多，但仍有淋痛感。原方去失笑散、桃仁、红花，加瞿麦10g，木通10g，山栀子10g，每日1剂，又服2剂而愈。[8]

按：患者年迈体衰，手术金伤，症见少腹疼痛拒按，舌质紫暗边有瘀斑，脉涩，小便癃闭，乃败血瘀阻，脉络壅塞，膀胱气化失调。考虑其素体虚弱，脾阳不振，中气下陷，又长年咳喘，肺气耗损，肃降无权，脾主运化，肺为水之上源，与尿路闭阻亦密切相关，虚实错杂，故先投以健脾宣肺利水之剂，再投给生化汤加减，阳气回复，瘀血祛除，水道疏通，故能药到病除。

3. 刘某，男，40岁。1979年4月15日诊。患者10天前因做小腹肿瘤摘除术而引起小腹胀痛，小便点滴难出，用西药镇痛药，痛稍止而复如故，靠输尿管进行导尿。由于病人不堪其苦，要求中医会诊。症见面容苦楚，少腹胀痛拒按，小使点滴难出，时有利痛感，舌质红有瘀斑，脉弦紧。证属瘀血内停，少腹气机不畅，治以活血化瘀，兼调下焦气机。方用桃仁、当归各12g，川芎、炒大黄各10g，干姜炭、生甘草各8g，益母草20g，木香6g，黄酒、童便各50ml，水煎服。服药2剂后，胀痛止，小便畅，余症皆除。[9]

按：术后瘀血内阻，少腹气机不畅，因而少腹胀痛排尿不畅，方用生化汤活血化瘀止痛，加炒大黄、益母草、木香化瘀行气而能利小便。因方药对证，故诸症悉除。

第五节　血液系统疾病

血小板减少性紫癜

血小板减少性紫癜是以出血及外周血小板减少、骨髓巨核细胞数正常或增多并伴有成熟障碍为主要表现的常见出血性疾病。临床上有皮肤紫癜、黏膜出血等现象。本病属中医“血证”、“肌衄”等范畴。

【病案举例】

黄某，女性，65 岁，2001 年 3 月 12 日初诊。患者因反复皮下出血、鼻衄，曾于 2000 年 9 月 ~2001 年 2 月在外院就诊。查血小板 $25\times10^9/L$，骨髓穿刺检查提示：骨髓增生明显活跃。曾口服泼尼松 20mg/d 治疗近 1 个月，皮下瘀斑及鼻出血症情反复，复查血小板在 $50\times10^9/L$ 左右，之后维持在 $50\times10^9\sim58\times10^9/L$。自行停服泼尼松 1 个月后来我处就诊。刻诊：双下肢皮肤散在瘀斑，肢冷畏寒，大便不实，倦怠乏力，面色少华，舌淡、边瘀，苔少，脉细涩。证属气血不足，寒凝血滞，治以益气血，温经散寒化瘀，以生化汤加味方：当归 15g，川芎 10g，桃仁 10g，干姜 6g，炙黄芪 30g，白术 15g，太子参 15g，炒党参 15g，桂枝 3g，白芍药 15g，炙甘草 6g。服药 2 周后，皮下瘀斑减少，复查血小板 $80\times10^9/L$。以后以此方为主，随证加减治疗 1 个月后，血小板升至 $130\times10^9/L$。随访 1 年，症情平稳，皮下瘀斑未再出现，血小板维持在 $130\times10^9\sim150\times10^9/L$ 之间。[4]

按：肌衄，又称汗血，一般谓其因，或为气虚而摄血无力、或为阴虚火旺、或为肝胃火炽迫血外行。本病患者是一位老妪，因血小板减少所致广泛皮下瘀斑，最低时在外院查血小板仅 $25\times10^9/L$，且血小板相关抗体较高，病情较为严重。辨证中主要抓住皮下瘀斑、畏寒肢冷、大便不实、倦怠乏力等气血不足、寒凝血滞的表现，投以生化汤温经散寒，养血化瘀，配党参、黄芪、太子参益气健脾，以助生血之源；白芍药养血和营；桂枝温经通阳，散寒行血。诸药共助生化汤以补气养血，温经散寒，使气血得生，瘀血得化，血行常道而瘀斑净退。

第六节　内分泌系统疾病

糖尿病合并周围神经病变

糖尿病周围神经病变是糖尿病常见的慢性并发症之一，其发病率高达90%以上，糖尿病周围神经病变的发病十分复杂，是多种因素共同作用的结果，主要与滋养神经的微血管及血流障碍导致的神经细胞缺血缺氧，多元醇通路代谢增强，蛋白质非酶糖基化，神经营养因子减少等有关。多数患者的血流变学显示血液黏度增高、血小板聚集性增强的特征。糖尿病周围神经病变的主要症状是：四肢末梢对称性感觉麻木、蚁行、发热、怕冷，甚至出现疼痛，呈针刺、钻凿样痛，且夜间加重，白天或行走后减轻，也有的表现为肢体痿软，步履困难。属中医的“血痹”、“麻木”、“痛证”范畴。其病机是糖尿病日久，阴阳气血亏虚，血瘀脉络所致，病位在脉络肌肉，涉及肝、脾、肾等脏器。病理特点是以气血亏虚为本，瘀血为标。

【病案举例】

王某，女，57岁。1998年4月3日初诊。患者有糖尿病史12年，3年前始觉对称性两足趾麻木，逐渐向上发展至两膝以下凉、麻感。1年前又出现上下肢对称性闪灼痛麻感。刻诊：形体消瘦，精神疲乏，腰膝酸软，四肢欠温，肢端痛麻，足趾痛，入夜较剧，小便夜频，大便不调。体检：肌力Ⅳ级，腱反射减低。肌电图示：双下肢神经传导速度减慢。空腹血糖11.4mmol/L，餐后2小时血糖15.7mmol/L。舌质淡，少苔，脉细弱。辨证属肾阳亏虚，气化无权，瘀血痹阻，脉络不利。中医诊断为消渴合并血痹；西医诊断为糖尿病并发神经病变。方用金匮肾气汤合生化汤加减：生地黄12g，熟地黄15g，山药20g，山茱萸15g，泽泻10g，茯苓12g，肉桂8g，附子9g，当归30g，川芎12g，桃仁15g，鬼箭羽20g，淫羊藿30g，炙甘草6g。水煎服，每日1剂。患者服毕10剂，复诊时自觉周身疲乏、腰膝酸软症状减轻，小便夜频次数减少，大便正常，上下肢麻木痛凉感无明显改善，依上方加牛膝、丹参、何首乌养血活血，或加枸杞子、菟丝子补益肝肾。连服3个月后，肢体对称性痛麻消失，四肢转温，感觉正常。空腹血糖6.4mmol/L，餐后2小时血糖8.0mmol/L。药已中的，守方继进。将上方制成丸剂，加服消渴丸，以巩固疗效。随访1年，患者血糖、尿糖均正常，肢端麻痛未见复发。[5]

第七节　神经系统疾病

头痛

头痛是临床常见的自觉症状，可单独出现，也可出现于多种急慢性疾病中。本病历代根据病因病机的不同有不同的名称，《内经》中的“脑风”、“首风”指由风寒侵犯头脑而致的头痛，同时将头痛与经络联系起来。《伤寒论》发展了这一理论，《东垣十书》则将头痛分为内伤头痛和外感头痛两大类，并补充了头痛分经的理论，成为头痛分经用药的开始。外感六淫，经气壅滞：起居不慎，坐卧当风，则风、寒、湿、热等外邪自表侵袭于经络，上犯巅顶，经气受阻，气血不畅，故致头痛。内生实邪，壅塞清窍：七情内伤，肝失疏泄，郁而化火，或阴虚阳亢，肝阳化风，风火上扰，而致头痛。或嗜酒肥甘，痰湿内生，上蒙清窍，或久病入络，气滞血瘀，脉络阻滞，不通则痛，均可引起头痛。气血不足，脑髓失养：禀赋不足，劳倦失血，或病后体虚，则精气营血亏虚，不能上荣脑髓脉络，而致头痛。

【病案举例】

1. 许某某，女，31岁，1992年4月10日初诊。反复两颞头痛8年余。每遇月经来潮或受寒冷后易发。发作时呈钝痛，刺痛或有搏动感，痛甚伴恶心呕吐。月经色暗红，血块较多。曾多次就诊于西医神经内科。经脑电图、脑血管多普勒等检查确诊为“偏头痛型血管性头痛”。发作时予麦角胺咖啡因或苯噻啶等治疗，头痛可缓解。为求根治，曾更医数次，中医多用疏散风寒或平肝熄风之法，疗效不显，遂来本院就诊。刻诊：两颞刺痛，恶心欲吐，面色苍白，神疲倦怠，形寒肢冷，舌淡紫，边有瘀斑、苔白薄，脉细略弦。辨证为风寒入络，寒邪凝滞，血脉瘀阻，清阳不升，不通则痛。治宜祛瘀生新，疏散风寒，温经止痛。予生化汤加减。处方：炒当归、川芎、葛根各15g，桃仁、白芷、赤芍、白芍各10g，桂枝、淡干姜、红花、炙甘草各5g。服药5剂，头痛大减，继服5剂，头痛即止。寒凝散，血脉通，前方去桂枝、红花，加枸杞子15g，继服10剂以巩固疗效，至今头痛未发。[7]

按：头为诸阳之会，又为髓海所在，五脏六腑之气血皆会于此。外感时邪或脏腑内伤均可发生头痛。外感头痛总以风邪为主，内伤头痛尤以肝阳化风者居多。本例抓住其两颞疼痛固定不移，痛如锥刺或有搏动，月经暗红，血块较多，舌紫有瘀斑等症候特点，辨证为寒凝血瘀，清阳之气不能上荣于脑。方中当归养血活血，使新血生，瘀血化；川芎理血中之气，上行头部，下行血海，直达病所；桃仁行血中之瘀；红花活血通经，祛瘀止痛；桂枝配干姜温经散寒通络；白芷祛风止痛。全方既可养血调血中之气，又能化散寒凝血瘀。寒化瘀除，血脉通畅，清阳宣通，则头痛自止。

2. 张某，女，38岁，2000年11月6日初诊。患者有阵发性头痛5年余，近2周劳累后头痛发作，痛势隐隐，痛有定处，受寒后加剧，与情绪刺激无明显关系。经颅多普勒超声示：右侧大脑前动脉痉挛。刻诊：头部隐痛，倦怠乏力，肢冷，大便不实，舌胖、边有瘀斑，苔薄白，脉细涩。证属气血不足，寒凝血瘀，清阳受阻。治以益气养血，温经化瘀，以生化汤加味：当归15g，川芎12g，桃仁12g，干姜6g，桔梗10g，桂枝6g，广地龙10g，红花3g，炙黄芪15g，白芷10g，炙甘草6g。11月20日二诊：药后头痛明显缓解，肢冷好转，原方再进14剂。12月4日三诊：头痛已除，四肢转温，大便日行1次并成形，巩固治疗2个月后，复查经颅多普勒超声正常。随访半年，头痛未作。[4]

按：本例患者反复头痛5年，每因劳累或受寒而诱发或加剧病症，且伴有倦怠乏力、四肢不温、大便不实等气血不足、阳虚寒盛之症。究其原因，乃寒邪入络，阳气被阻，血行不利而致。故以生化汤加桂枝温经散寒，养血化瘀；加地龙、红花助桃仁加强活血化瘀之力；配以炙黄芪以益气养血，白芷以散寒止痛，桔梗引药上行，使多年痼疾得以祛除。

第八节　其他内科疑难病证

郁证

郁证是由于情志不舒，气机郁滞所引起的一类病证。主要表现为心情抑郁，情绪不宁，胁肋胀痛，或易怒善哭，以及咽中如有异物梗阻，失眠等各种复杂症状。郁证的发生，是由于情志所伤，肝气郁结，逐渐引起五脏气机不和所致。但主要是肝、脾、心三脏受累以及气血失调而成。郁证的发生，因郁怒、思虑、悲哀、忧愁七情之所伤，导致肝失疏泄，脾失运化，心神失常，脏腑阴阳气血失调而成。初病因气滞而挟湿痰、食积、热郁者，则多属实证，久病由气及血，由实转虚，如久郁伤神，心脾俱亏，阴虚火旺等均属虚证。

【病案举例】

陈某，女性，28岁，2000年1月11日初诊。患者素有月经不调、月经延期史多年，复因家事烦扰致心神不宁、郁郁不欢、胆怯少言半年。每至经行前，诸症加剧，伴月经量少、色暗有血块，少腹隐痛，四肢欠温，夜寐不安，时有心悸，舌偏暗、有瘀点，苔薄白腻，脉细。心电图检查示：正常。证属血虚寒凝，痰瘀交阻，上蒙清窍。治以温经活血，化痰开窍，以生化汤加味：当归15g，川芎10g，桃仁12g，干姜6g，炙远志15g，石菖蒲12g，乌药10g，泽兰12g，百合12g，炙甘草10g。1月25日二诊：上药服用2周后，心神不宁、郁郁不欢改善，经行腹痛未作，夜寐好转，效不更方，上药继续服用。1个月后，经期正常，情绪平稳，心悸未作。以此方加减，服用半年后，症情无反复，随访1年，症情如失。[4]

按： 郁证多见于女性，多因情志所伤，肝气郁结，五脏气机不和所致。本例患者曾在外院应诊多时，症情无明显改善，追问病史，知其有月经不调、月经延期史多年，其症情每遇经前为甚，且伴有少腹隐痛、四肢欠温等症状，故予生化汤以温经散寒化瘀，配以远志、石菖蒲化痰开窍，宁心安神；加乌药、泽兰以助生化汤温经活血，药与证合，而奏奇效。

第二章 妇产科疾病

第一节 月经病

一、痛经

痛经指月经周期伴痉挛性痛经的症状，分原发性和继发性两种。原发性痛经指的是生殖道无器质性病变，常见于初潮后6至12个月内排卵初期建立时，如初潮即有排卵，有可能在初潮时发生痛经。引起痛经的原因与宫颈管狭窄、子宫发育不良、子宫位置异常、精神神经因素、遗传因素、内分泌等有关，但目前认为原发性痛经的发生与精神神经因素的影响，内在或外来的应激可使痛阈降低，焦虑、恐惧，以及生化代谢物质均可通过中枢神经系统刺激盆腔疼痛纤维产生痛经。中医认为引起痛经的主要原因为气血亏虚、肝肾不足、胞宫失养，“不荣则痛”；或气滞血瘀，“不通则痛”；或因气机不畅，血不能随气流通或久居潮湿之地，经期受寒饮冷，是寒邪客于胞宫之“寒凝而痛”。而生化汤药性偏温，适用于瘀血内阻无热象之痛证，有化瘀生新之效。根据“异病同治”原则，生化汤不单是治产后的良药，凡由瘀血所致的妇科疾患均可生化汤加减化裁治之。方中当归甘辛温，入心、脾、肝三经，甘温补脾，益气血生化之源而起补血之效，辛能走窜通经，温能散寒化瘀，故重用为主药；川芎辛温，活血行气，祛瘀止痛；桃仁活血化瘀；炮姜色黑入营，温经止痛；炙甘草助当归补中生气血合而为活血化瘀，温经止痛之剂。临症时要结合疼痛发生的时间、部位、性质、结合月经的期、量、色质及兼症，舌、脉、体质状况等辨其寒热虚实，灵活用之方能见效。

【临床应用】

蒋氏[12]用生化汤治疗100例痛经患者，年龄均在15～21岁，均为原发性痛经。其中10例伴月经过少，18例伴经期延长，20例均为初潮即出现痛经，30例为进行性加重，50例为时轻时重。疼痛多为月经来潮后开始，最早的出现在经前12小时，以经行第1天最剧，持续2～3

天缓解。痛经程度轻重不一，轻者腹痛、伴恶心、欲吐、头晕、乏力共85例。重者呈痉挛性腹痛、伴面色苍白、出冷汗、四肢不温、甚者昏厥15例。痛经特点为经期或经前后，出现周期性下腹疼痛、剧烈难忍、严重影响日常生活和工作质量，全部患者经肛查或B超妇科检查排除盆腔器官器质性病变。基本方：当归15g，川芎10g，桃仁10g，炮姜6g，炙甘草3g，香附10g，白芍10g，艾叶10g。水煎服，每剂服1～2天，可随症加减，经前少腹胀痛加路路通10g，红花10g，瘀血者加蒲公英10g，五灵脂10g，气郁而痛者加姜黄10g、木香10g、槟榔10g，寒者加小茴香10g，吴茱萸12g，台乌10g，经期延长加党参12g，黄芪12g，月经过少有块加益母草12g，鸡血藤12g，周期先后不定加泽兰12g，鸡血藤10g，月月红10g，经后小腹隐痛喜按加党参10g，黄芪10g，熟地10g，生地10g，经后腰膝酸胀，小腹绵绵作痛加山茱萸12g，巴戟天12g，山药10g，白芍10g，血虚者加鸡血藤12g，大枣5枚、酸枣仁10g、制首乌10g、久病体虚者加菟丝子12g，续断12g、桑寄生12g。治疗后显效85例、有效15例，总有效率达100%。殷氏[13]用自拟中药复方肉桂生化汤治疗中重度痛经81例，年龄15～20岁，平均年龄17.13岁，有19人属重度痛经，29人属中度痛经，方用肉桂生化汤（组成：肉桂20g，当归10g，川芎10g，桃仁6g，炮姜15g，延胡索6g，香附6g，丹参10g），痊愈62例，占76.54%，好转11例，占13.58%，无效8例，占9.88%，总有效率为90.12%。郑氏[14]用加味生化汤配合山莨菪碱片治疗原发性痛经68例，年龄最小14岁，最大41岁，平均26岁；未婚45例，已婚23例；病程最短3个月，最长11年。主方药用当归、川芎、桃仁、炮姜、蒲黄、五灵脂、丹参、延胡索、香附、枳壳、甘草，冷痛或伴全身畏寒身冷者为寒凝偏重，加小茴香，乌药以温经止痛；伴气血亏虚者，加大当归用量并配人参、黄芪、白芍、熟地以益气生血；灼痛偶可见于伴有妇科炎症时，去炮姜加红藤，败酱草以清热解毒止痛，治疗3个月经周期为1疗程，取得较好疗效，治愈率59%，总有效率100%。

【病案举例】

1. 李某，女，21岁，未婚。每次经前及经期小腹疼痛较甚，不能正常工作，常需服止痛药方可缓解。经行腹痛已2年余，发作时腹痛喜温喜按，经量少，有少许血块。查：舌质暗红，苔薄，脉沉细。为虚寒性痛经。治宜活血化瘀，温经止痛。方用生化汤加味。处方：当归30g，川芎6g，桃仁10g，炮姜6g，甘草6g，香附15g，肉桂3g，艾叶6g，延胡索15g，白芍15g。服用3剂后，腹痛缓解。此后，每于行经时服用，每日 1 剂，水煎分服。每次 3 剂，连服 3 个月经周期后痛经消失。[15]

按：寒客冲任，血为寒凝，瘀滞冲任，气血运行不畅，经行之际，气血下注冲任，胞脉气血壅滞，“不通则痛”，故疼痛发作。寒客冲任，血为寒凝故经血量少，色暗有块；得热则寒凝暂通，故腹痛减轻；舌质暗红、苔薄，脉沉细为寒凝血瘀之症。方中当归、川芎、桃仁、香附活血化瘀，调理冲任；炮姜、肉桂、艾叶、延胡索、白芍、甘草暖宫止痛。用此法活血温经故痛经除。

2. 某女，45 岁，教师。4 年前出现痛经，近来渐进性加重。每于行经前 1～2 天，开始出现小腹痛，痛则喜温喜卧。经量中等、加血块，下后疼痛减缓。平素喜热饮，大便时溏，常因下身恶寒不敢着裙装。易疲倦神乏，头晕头痛，清瘦面白，舌淡、苔薄，脉细缓弱，证属气血两虚，寒滞冲任，致瘀血阻滞。方以生化汤加味。处方：当归、桃仁、延胡索、党参各 9g，川芎、肉桂、炮姜各 6g，熟地黄 18g，炙甘草 4g，大枣 12g，乳香、没药各 5g。嘱月经前 5 天开始，每天 1 剂，水煎服，连服 5 天。连续治疗 3 个月经周期，疼痛明显减轻，血块减少。[3]

按：本例痛经乃阳弱血虚，气滞血瘀，故以补血助阳，温经化瘀。方中以生化汤祛旧生新，温阳止痛；党参、熟地黄补气益血生新；蒲黄、乳香、没药、延胡索活血化瘀除旧，又可活血以止痛；肉桂益火温阳助温经止痛。全方益血祛瘀，温经止痛，使寒除瘀化，经痛可止。

3. 李某，女，18 岁，学生，未婚，2006 年 2 月 25 日初诊。诉平素经前 3 天或行经期小腹剧烈痛，历时 0.5～3 小时不等，常为阵发性绞痛，疼痛剧烈时面色苍白、出冷汗、手足发凉、恶心、呕吐，甚则昏厥虚脱，经血紫暗，量少夹有血块等。舌紫暗或见紫斑，脉涩。该证属气滞血瘀，冲任郁滞。治宜调气活血，化瘀止痛。以生化汤合少腹逐瘀汤加减主之：当归 15g、川芎 15g、桃仁 12g、红花 9g、延胡索 10g、牛膝 10g、香附 10g、蒲黄 9g、枳壳 10g、木香 10g、炙甘草 6g。服 6 剂后小腹绞痛好转，又服 6 剂，值月经来潮，遂停服，小腹剧痛症状明显减轻。嘱下次月经前 1 周来诊，又予上方 7 剂，月经如期而来，告未有不适。[16]

按：冲为血海，任主胞胎，二经皆起于胞中，与女子月经关系密切。本案患者平素痛经，因于冲任亏虚，瘀血阻滞，使胞络不通，而引发痛经。本方予生化汤养血活血、调经止痛，合用少腹逐瘀汤，共起逐瘀散寒、温经养血止痛的作用。

二、崩漏

妇女不在行经期间阴道突然大量出血，或淋漓下血不断者，称为“崩漏”，前者称为“崩中”，后者称为“漏下”。若经期延长达2周以上者，应界崩漏范畴，称为“经崩”或“经漏”。一般突然出血，来势急，血量多的叫崩；淋漓下血，来势缓，血量少的叫漏。崩与漏的出血情况虽不相同，但其发病机制是一致的，而且在疾病发展过程中常相互转化，如血崩日久，气血耗伤，可变成漏，久漏不止，病势日进，也能成崩，所以临床上常常崩漏并称。正如《济生方》说：“崩漏之病，本乎一证，轻者谓之漏下，甚者谓之崩中。”本病属常见病，常因崩与漏交替，因果相干，致使病变缠绵难愈，成为妇科的疑难重症。崩漏可见于西医学的功能失调性子宫出血及其他原因引起的子宫出血。西医学认为功能失调性子宫出血是由于调节生殖的神经内分泌机制失常引起的异常子宫出血，而全身及内外生殖器官无器质性病变存在，可分为排卵性和无排卵性两类。

【临床应用】

彭氏[17]，运用生化汤加减治疗崩漏34例，其中，病程6个月以上11例，3~6个月12例，2个月以上11例；年龄17~25岁4例，26~30岁7例，31~40岁12例；肾虚型4例，气虚型9例，血热型12例，血瘀型9例，基础方；当归24g，川芎10g，桃仁9g，炮姜3g，炙甘草6g，乌贼骨20g，茜草炭12g，黑荆芥6g，黑豆30g。加减：肾明虚者加：女贞子、旱莲草、白芍、生地。肾阳虚者加：柴石英、菟丝子、仙茅、蛇床子。气虚者加：党参、白术、黄芪、升麻。阴虚者加：沙参、麦冬、阿胶、白芍。实热者加：黄芩、金银花、栀子、地榆。瘀血者加：仙鹤草、益母草、红花、酒制大黄。取得满意效果。顾氏[18]用生化汤加味治疗崩漏62例，本组病例全部以生化汤为基本方并加味，药用当归10g，川芎、桃仁各6g，丹参1g，益母草15g，蒲黄炭10g，三七粉（分吞）3g，香附炭、炮姜炭各10g，炙甘草6g，水煎服，每日1剂。若兼气虚摄血无权者，加党参15g，黄芪20g，炒白术10g；肝肾阴虚，血热妄行者，去炮姜，加生地、龟板各15g，地榆炭10g，旱莲草15g；寒凝胞宫，腹痛甚者，加制乳香、没药、五灵脂各10g；热结血瘀伴宫内感染者，去炮姜，加丹皮10g，马鞭草3g，茜草15g；虚腰痛者，加川断、杜仲各10g，治愈36例，占58.06%；好转22例，占35.48%；总有效率为93.54%。

【病案举例】

1. 傅某，女，17岁。2005年9月11日初诊。患者14岁月经初潮，一直经事不调，40~60天来潮1次，量多色暗有块。2年前曾病血崩，经中西药治疗而愈。此次于7月11日经水错后17天来潮，初量少似漏，5天后量多如崩，在当地卫生院就诊，予以西药消炎止血等治疗，仍出血不止，崩与漏交替发生，已经2个月。近1周来，阴道下血，量多如注，色暗有块，伴小腹胀痛，腰骼酸楚，舌质淡红边有紫点，苔薄白，脉弦涩。B超检查：提示子宫内膜增厚10mm。本病责之素体肾亏，宿瘀内阻，留滞胞宫，血不循常道而离经妄行。考虑到瘀血不祛，则血不归经而难达止血的目的。于是投活血化瘀，固冲止血之剂。药用：炒当归10g，川芎6g，桃仁、丹参各1g，益母草15g，失笑散（包）10g，三七粉（分吞）3g，炮姜炭、香附炭各10g，甘草3g，3剂，水煎服，每日1剂。复诊时询知服药2剂后，排出血块较多，色暗红夹有内膜样组织，腹痛拒按，血块排出则腹痛减轻。3剂服完后，出血量十减其六，腹痛明显减轻，遂于原方中去桃仁、川芎，加党参、炙黄芪各15g，以益气扶正，兼寓气药有生血之功，作"复旧"之计。连服3剂，阴道出血渐止，腹痛缓解。三诊时出血已止。血止后即以益肾固冲，活血调经为法作为巩固，连续治疗3个月而告愈。[18]

按：本文所治崩漏，因瘀血阻滞胞宫，血不循其常道，离经之血妄行所致。正如《千金方》所说："瘀血占据血室，而致血不循经。"西医学认为，本病的发生与子宫内膜增生过长，子宫内膜增厚有关。增厚的子宫内膜即为瘀血，瘀血是本病发生的重要致病因素。故治疗当根据《内经》"血实者宜决之"，以及唐容川所说："既已成瘀，不论初起、已久，总宜散血"等"通因通用"之意，以活血化瘀为法，求其经脉以通，血气以从，瘀血除去，血循常道，其血遂止。方中当归养血活血，祛瘀生新，现代药理研究，对子宫平滑肌有双向调节作用，能加强子宫收缩，促使瘀血排出，或弛缓子宫痉挛以镇痛，并能抗菌消炎，为妇科要药；川芎活血而行血中之气，对子宫平滑肌有解痉作用；桃仁、丹参、益母草均为活血化瘀之品，其中丹参一味，素有"功同四物"之称，与益母草同用，可增强补血祛瘀之力，因而有协同作用，益母草具有兴奋子宫，促进宫缩作用；蒲黄炭、三七粉化瘀止血，蒲黄能收缩子宫，三七乃"止血之神药"，既能止血，又能活血化瘀，有"止血不留瘀"，"活营止血、通脉行察"的特点，且能消炎镇痛；炮姜炭温经摄血，散寒止痛，由于血得寒则凝，得热则行，瘀血患者用苦温的炮姜，寓有温则消而祛之的含义，故用炮姜具有行血止血的双向作用；甘草协调诸药，且能补中缓痛；再入"气病之总司，女科之主帅"的香附调气，气行则血行，调气即所以消瘀。全方活血化瘀，促进子宫收缩，以利瘀血排出，使瘀祛则血行归经，血止而不留瘀。

2. 刘某，34岁，教师，初诊。1999年4月6日生育一胎。后因怀孕而作人流术，人流后阴道出血不止，时多时少，长达4个月之久。曾服中药20余剂，又行清宫术血止3天，又淋漓不断出血。自述：小腹空坠，纳差，气短，肢倦，神疲，舌质红苔薄白润，脉象沉细。此乃冲任损伤，气不摄血所致。辨证属气阴两虚型崩漏。治宜益气温阳，固冲止血。用基础方加旱莲草20g，女贞子20g，党参15g，黄芪15g，升麻3g，陈皮6g。服药4剂，漏下渐止，诸症好转，减桃仁、炮姜、川芎，加菟丝子20g，白术15g，继服6剂，出血已止。嘱其服补中益气丸与六味地黄丸，3个月后随访，月经周期、经期、量色均正常。[17]

3. 杨某，女，38岁，近3个月来出现月经频行而量多，常半个月一行，持续不净达15天，经量多，时兼瘀黑血块，伴面色苍白，神疲倦怠，腹痛，舌质暗有瘀点，脉涩。处方：当归30g，川芎6g，桃仁10g，红花10g，炙黄芪30g，党参30g，五灵脂10g，蒲黄6g，茜草10g，丹参10g，仙鹤草10g。服药后，经血明显减少，服药5剂，出血渐止。后以归脾汤调理善后。[15]

按：胞宫血瘀为引起崩漏的原因之一。经期产后，余血未净或兼内伤，瘀血内阻，恶血不去，新血不得归经而致崩漏。瘀滞冲任，血不循经，故经血暗有血块；“不通则痛”，故小腹疼痛拒按；舌质暗有瘀点，脉涩为血瘀之征。此症属宿瘀不祛，血不归经。治宜活血化瘀而止血，用上方药证相合，故病愈。

三、闭经

闭经指从未有过月经或月经周期已建立后又停止的现象。年过18岁尚未来经者称原发闭经，月经已来潮又停止6个月或3个周期者称继发闭经。闭经的原因有功能性及器质性两种，下丘脑－垂体－卵巢轴的功能失调所致的闭经为功能性闭经；器质性因素有生殖器官发育不全、肿瘤、创伤、慢性消耗性疾病（如结核）等。按解剖部位不同分为子宫性闭经、卵巢性闭经、脑垂体及下丘脑性闭经。诊断时首先要了解详细病史及进行体格检查，除妊娠、哺乳、避孕药及器质性疾病所致的闭经。中医将闭经称为经闭，多由先天不足，体弱多病，或多产房劳，肾气不足，精亏血少；大病、久病、产后失血，或脾虚生化不足，冲任血少；情态失调，精神过度紧张，或受刺激，气血郁滞不行；肥胖之人，多痰多湿，痰湿阻滞冲任等引起。常见证型有：①肾虚精亏型闭经。月经初潮较迟，经量少，色淡红，渐至经闭，眩晕耳鸣，腰膝酸软，口干，手足心热，或潮热汗出，舌淡红少苔，脉弦细或细涩。②气血虚弱型闭经。月经后期，经量少色淡，渐至经闭，头晕乏力，面色不华，健忘失眠，气短懒言，毛发、肌肤缺少光泽，舌淡，脉虚弱无力。③气滞血瘀型闭经。经期先后不定，渐至或突然经闭，胸胁、乳房、小腹胀痛，心烦易怒，舌暗有瘀点，脉弦涩。④痰湿凝滞型闭经。月经后期，渐至经闭，形体肥胖，脘闷，倦怠，食少，呕恶，带下量多色白，舌苔白腻，脉弦滑。

【临床应用】

张氏[19]以苍附导痰丸合生化汤治疗12例因服抗精神病药物引起的闭经患者，12例均在未服用抗精神病药物之前未有停经现象，患者年龄在22～35岁之间，女性，闭经3～5个月，患者均体胖，多卧少动、倦怠、乏力、舌淡、苔白，有2例舌边有齿痕，2例白腻苔，脉沉。药物组成：陈皮、茯苓、半夏、苍术、香附、胆南星、枳壳、丹参、川芎、当归、桃仁、生姜。用法：每日1剂水煎服。结果：治愈6例，显效5例，无效1例，总有效率为91%。因肥胖之体多痰多湿、气血不畅、冲任壅塞，以致使月经停闭，故以豁痰除湿、行气通瘀为法。

【病案举例】

王某，女，28岁。月经紊乱2年，近半年出现闭经，曾用人工周期疗法治疗经行正常，停药后又出现闭经。现已3个月未至，伴见肢冷神疲，腰膝酸软，性欲淡漠，舌淡，脉细缓无力，用生化汤合二仙汤加减治疗。处方：当归30g，川芎10g，炮姜10g，仙茅10g，淫羊藿15g，益母草30g，菟丝子15g，香附10g，炙黄芪30g，桂枝10g，炙甘草10g。连服20剂后，月经来潮，量少色淡，又续服10剂后，次月月经依时而至。[15]

按：寒邪客于冲任，与血相搏。血为寒凝致瘀，瘀阻气血，气血不通，血海不能满溢，故闭经不行。治宜养血活血以达化瘀之目的。本方中当归、川芎养血活血，炮姜、桂枝温通经脉，淫羊藿、菟丝子等补肾填精，黄芪补气以生血、行血，诸药合用使寒去、瘀散、气血通而月经得以按时而下。

四、月经先期

月经周期每月提前7天以上，甚至10余天，但月经的经期基本正常者称为月经先期，属月经病。多见于育龄期妇女。如月经周期仅提前3～5天，亦无其他明显症状者，属正常范围。如果月经周期偶然超前一次的不作月经先期论治。本病的病因病理主要是气虚和血热。因为气有摄血功能，气虚则不能摄血，冲任二脉失去调节和固摄功能；血得热则妄行，故血热可使经血运行紊乱而妄行，均可致月经提前。月经先期的辨证，着重于经色、经质和经量的改变，结合舌、脉，辨其属虚、属热、属瘀。一般经色淡、质稀、唇舌淡、脉弱者，属气虚；经色紫红或深红、质稠、唇舌红、脉数者，属血热；经色瘀暗有块、舌暗、脉弦（或涩）者，属血瘀。月经先期的治疗，重在调整月经周期，使之恢复正常。故须重视平时的调治，按其证候的属性，或补气，或清热，或化瘀，以调理冲任。

【病案举例】

患者徐某，女，32岁，已婚。2001年2月17日就诊。诉近半年来因家庭琐事，心情不悦出现月经提前8～10天不等，经色暗红、有块、伴小腹胀痛不适，舌淡紫、苔薄白，脉弦滑，证属肝郁气滞血瘀。用生化汤加柴胡、白芍、益母草疏肝解郁，活血调经并加以思想开导，治疗3个周期，月经恢复正常。[20]

按：肝主疏泄、藏血，患者心情不悦，影响肝的功能，使肝郁不疏；肝藏血失司，以致冲任失调，月经提前而至。用生化汤加疏肝解郁，调经之品，使肝气得疏，气血运行正常，冲任协调，故月经恢复正常。

五、月经后期

月经周期延后7日以上，甚至3～5个月一行者，称为月经后期。如在初潮后一二年或更年期，经期时有延后，并无其他证候者，是生理现象，不属本病。月经后期又称经水后期、经行后期或经迟。月经后期的病因病机有虚实两端。虚者营血亏损，或阳虚生化失期，以致经血来源不足，血海不能按时由满而溢；实者气滞血亦滞，或寒凝而血瘀，以致冲任阻滞，血海不能如期满溢，发为月经后期。

【病案举例】

患者刘某，女，19岁，未婚，2001年8月14日就诊。诉经期不慎受寒，近3个月来月经延后10～20天而至，经色暗黑、量少，伴小腹冷痛，经期畏寒，舌淡紫，边有瘀点，苔白微腻，脉沉弦，证属寒凝血瘀。予生化汤加桂枝、艾叶、吴茱萸、延胡索，温经散寒止痛，活血调经并嘱经期忌寒凉生冷，调治2个月后而愈。[20]

按：患者经期不慎受寒，寒客胞宫，寒凝血瘀，阻滞冲任以致月经不能应期而至，发为月经后期。用生化汤加温经散寒之品，血得温化，瘀自去，故月经恢复正常。

六、月经过多

月经量较正常明显增多，或经来日子延长，超过7天以上而经血过多，但仍不失一月一次的周期性，称为月经过多，也称经水过多。一般认为月经量以30～80ml为适宜，超过100ml为月经过多。中医又称“经水过多”。月经过多的发病原因是由于素体虚弱，中气不足，饮食劳倦，久病伤脾，使脾虚气弱、气水血泄。素体阳盛，七情过极，五志化火，过食辛辣，外感热邪，热伏冲任，迫血妄行。经期不慎过度劳伤，久瘀血滞，产后瘀血，新血不能归经等因素所致。

【病案举例】

患者金某，女，24岁，已婚，2004年9月15日就诊。诉经量增多1年，经色暗黑，经期乳房胀痛，观其精神抑郁少语，舌暗红，边有瘀点，苔白，脉沉弦，证属气滞血瘀。用生化汤加柴胡、白芍、香附、薄荷等疏肝解郁，行气止痛之品，调理3个月而愈。[20]

按： 肝为藏血之脏、主疏泄。患者精神抑郁少语，易致肝气不疏，影响气血运行，以致冲任不固、经血失约而致月经过多，用生化汤加益母草、柴胡、白芍疏肝理气，调经止血，使月经恢复正常。

七、月经过少

月经周期基本正常，经量极少，（一次少于50ml)，或点滴即净，或经期不足2天者，称为“月经过少”，亦称“经水涩少”。月经过少的发病机制主要分虚、实两种。虚者或因营血不足，或因肾气未盛，肾精甚少，以至经量甚少；实者或因寒凝，或因气滞，或因痰阻，或因热灼致使经血运行不畅、经血受阻。临床以虚证为多，其中又以血虚、肾虚多见；实证中以寒凝、气滞为主，进而导致血瘀。

【病案举例】

患者李某，18岁，学生，2003年10月9日就诊。诉经量减少半年加重2个月，经色暗红，经期2天，用纸2～4片，近2个月经量明显减少，点滴即净，口干喜饮，五心烦热，舌红苔薄黄，脉细数，证属阴虚内热之月经过少。予生化汤加枸杞，菟丝子、青蒿、地骨皮、生地等滋阴清热、补肾益阴之品，调治4个月而愈。

按： 患者素体阴虚，阴虚生内热，灼耗经血，冲任失养以致月经过少。用生化汤加滋阴清热、补肾益阴之品，使“水旺火灭”，精血充足，冲任相资，月经如常。[20]

八、宫内节育器所致月经不调

宫内节育器是目前妇女最重要的节育措施。但经临床观察，由于宫内节育器导致宫内异常出血，使取环率达到 15% ~25%。中医学认为，宫内置环致子宫出血机制为：胞宫受到了异物刺激，胞络受阻，阻碍新血不得归经，临床表现为阴道出血或多或少或淋漓不净，伴有红色或暗红色血块，下腹隐隐坠痛不适等。生化汤加味能促进子宫收缩，加强宫内组织及瘀血排出，并通过止血作用使子宫内膜修复而出血停止，便于子宫复旧。

【临床运用】

张氏[21]治疗因子宫内置环所致月经淋漓不断患者，45 例，年龄 24 ~38 岁，平均 24.5 岁，阴道流血淋漓不断时间 8 天 ~30 天，平均 18 天，置环时间 2 ~12 年；对照组 45 例，年龄 23 ~36 岁，平均 26 岁，阴道流血淋漓不断 7 ~28 天，平均 15 天，置环时间 5 ~11 年。治愈 37 例，占 82.22%，有效 7 例，占 13.33%，无效 1 例，占 2.22%，总有效率为 97.78%。桑氏[22]对放环后月经量过多，经血淋漓不断或少量不规则出血，阴道分泌物中带血丝等症状 62 例患者，B 超除外节育器移、异位后，用生化汤加味治疗取得满意效果，药用：当归 12g，川芎 9g，桃仁 6g，炮姜 6g，炙甘草 3g，益母草 20g，炒芥穗 6g，香附 10g，木香 6g，乌药 9g，黄芪 20g，茯苓 15g，败酱草 20g。若血色暗红、黏稠，酌加赤芍、茜草、黄柏、栀子；若血色淡红清稀，酌加党参、白术、升麻，并加大黄芪用量；若伴有腰困、下坠、腹痛，酌加桑寄生、川续断、蒲黄、五灵脂。服药 1 个疗程后，出血停止 52 例（84%）；症状好转 8 例（13%）；无明显好转 2 例（3%）；总有效率 97%。

【病案举例】

（一）经期延长、经量过多型

余某，女，30 岁，工人。1978 年 5 月 18 日初诊。患者平素体弱，放环两年来，经期不准，渐出现经量过多，小腹胀痛，经色暗红，有血块。行经期长达 9 ~15 天。经前 5 ~6 天乳房胀痛，胸闷。月经过后五心烦热，情绪易激动。妇科检查正常。出、凝血时间正常，血红蛋白 100g/L，血小板计数正常。X 线透视检查，金属环位置正常。查：面色无华，舌胖、色青、两边苔厚、舌下静脉怒胀。脉右沉弦，左弦细。证属冲任气虚，疏调失权，肝郁化火、克及脾土。治拟调补冲任为主，佐以疏肝补脾。方选生化汤，疏理冲任，随症加减。处方：当归 24g，川芎9g，桃仁9g，炮姜6g，柴胡6g，木香3g，炙甘草6g，益母草30g，茜草10g，旱莲草10g。2剂。5月25日复诊。经行四日，量多，色红，少量血块，腹痛止，感乏力。查：舌胖、色淡、苔薄浮黄，脉沉无力。证属冲任不固，气血两虚。治拟补气固冲。处方：党参15g，黄芪15g，川芎9g，桃仁9g，炙甘草6g，旱莲草10g，茜草10g，益母草30g。3剂。后服归脾丸，补后天之本，壮冲任之虚。嘱6月18日复服上方各3剂，平素服归脾丸。11月随访其人，月经周期28天左右，经期5天，量中等，无不适。[23]

按：本型患者素体虚弱，冲任本虚，以冲任气虚为主。加之环置胞宫，冲任受阻，久失调治，肝气渐郁，郁久化火，木克脾土，致冲任不调、月经紊乱。临床上表现为经期延长，经量过多的特点。症情繁杂，治当主次分明，经前、经期、经后亦要有序。方用生化汤疏理冲任。经前期加益母草兴冲缩宫，祛瘀生新；加柴胡、木香增强疏调冲任之力，又可疏肝理气。经期，去性温之炮姜，当归减半；加茜草协同益母草兴冲缩宫；加旱莲草，固涩冲任，二药亦可凉血止血。经后期，加党参、黄芪补气统血，以固冲任；去当归，留桃仁、川芎祛净瘀血，经血自止。服归脾丸，补后天之本，滋养冲任气血，以图全效。

（二）经期错后，经量过少型

刘某，女，26岁，工人。1982年11月6日初诊，诉：去年10月生一女孩，足月顺产。今年5月月经复行，色、量正常，无不适。6月放环后，经量渐少，经期渐错后，自感心烦、急躁、潮热。经前乳胀胁满，经来小腹疼痛，拒按。月经史：14岁初潮，（5/30±2）天。现正值经期。查：舌淡，少津，边有瘀点，苔薄浮黄，脉细数无力。证属冲任虚损，并失疏调。阴虚，内热，耗伤心血。治拟滋补疏调冲任，养心血、清虚热。方生化汤加减。处方：生地15g，熟地15g，当归24g，首乌20g，知母10g，银柴胡6g，桃仁9g，川芎9g，炙甘草6g。3剂。11月10日复诊。诉：服药3剂，月经量增多，色红，有少量血块，腹微痛。心烦大减，乳胀胁满及潮热消失。查：舌淡红，苔薄浮黄，脉细，重按有力。上方去生地，知母，加益母草30g。3剂。11月14日三诊。月经已净，诸症消失。嘱12月3日复服上方各3剂。1983年4月，患者诉：自今年2个月以来，月经如期而至，色、量均无异常，周期为30天左右，体健无恙。[23]

按：此型患者以经期错后，经量减少，行经腹痛为特点。潮热汗湿，心烦急躁，乳胀胁满，舌淡、少津，苔浮黄，脉细数无力。患者产后哺乳，冲任虚弱，以冲任血虚为主。又环卧胞宫，碍经生成，阻经出道，故经期错后。阴虚内热，耗伤心血，致经血过少。治宜滋补疏调冲任，养心生血，佐以疏肝。方用生化汤，减性温热之炮姜，加生地、首乌、知母、银柴胡、益母草。先补益，后疏调，标本兼治，疗效甚佳。

（三）先后不定期

患者王某，女，26 岁，已婚，2003 年 5 月 8 日就诊。该患者平素性急易怒，分娩后 3 个月上环，上环后出现月经时或提前或推后，经量时多时少，口干喜冷饮，烦热，便干，舌红苔薄黄，脉弦数，证属肝郁化火。予生化汤去黑姜加栀子、丹皮、柴胡、白芍、麦冬疏肝清热，活血调经，调经 3 个月后恢复正常。[20]

按：患者因平素性急易怒而伤肝，肝失疏泄，以致疏泄不及或过及，使经血阻于胞宫，而出现月经先后不定。用生化汤去黑姜温热之品，以祛瘀通经，加柴胡、栀子、丹皮、麦冬等药以疏肝清热，白芍养血清热，诸药合用以达疏肝清热，活血调经。

第二节 妊娠病

一、宫外孕

【临床应用】

沈氏[24]用生化汤加味治疗陈旧性宫外孕 36 例，年龄 22～25 岁 5 例，26～35 岁 28 例，36 岁以上 3 例。多年不孕史而初孕者 12 例，第 2 胎者 16 例，第 3 胎者 8 例。病史最长 35 天，最短 10 天。一般均具有不同程度的腹痛、阴道不规则流血，腹部包块、贫血等临床表现。方用生化汤加味：当归、丹参、益母草各 15g，赤芍、山楂各 12g，桃仁 10g，川芎、三七各 6g，炮干姜 4.5g，花蕊石 30g。包块明显加莪术 10g，桂枝茯苓丸 6g；腹痛明显加失笑散 10g；出血量多加阿胶、地榆炭各 15g，云南白药 0.5g；气虚加黄芪 15g，党参 12g；有热加柴胡 10g，红藤、败酱草各 15g；腹胀加乌药、枳实各 10g；便秘者加大黄 6g。痊愈（阴道流血停止，腹痛及包块消失，再观察 1 个月身体健康，月经能正常来潮者）33 例，占 92%；无效（临床症状无改善）3 例，占 8%。

【病案举例】

1. 荣某，女，30岁，1996年5月6日诊。不规则阴道流血20多天，近因腹痛加剧伴有发热而入院。患者婚后生育一女，已7岁，月经基本正常，但未再受孕。平时白带发黄，少腹两侧隐痛。此次停经43天后，阴道流血时多时少，少腹时痛，历时20多天，近来腹痛加剧并伴有发热。入院后妇科检查：阴道少量紫色血块、宫颈有举痛、后穹窿饱满、触痛、宫体后与右侧附件有拳头大包块，与周围组织粘连，压痛明显。血常规：白细胞 13×10^9/L，嗜中性粒细胞0.78，淋巴细胞0.22，血红蛋白90g/L。西医诊断：陈旧性宫外孕合并感染。因患者拒绝手术，妇产科按常规处理、控制感染、严密观察病情，并请中医会诊。刻诊：阴道流血不甚多，但腹痛有包块拒按，痛处不移，发热（体温38.2℃），贫血貌，大便数日未解，脉弦涩稍数。中医诊断为癥瘕腹痛。治宜化瘀止血。生化汤加味：桃仁、川芎、柴胡、延胡索、乌药、枳实各10g，山楂12g，当归、丹参、红藤、益母草各15g，花蕊石（先煎）30g，炮干姜3g，三七粉（冲服）6g。3剂后大便通畅，腹痛胀大减，发热亦除。原方加莪术10g，更进2剂，症状基本控制，惟小腹包块未消。上方合桂枝茯苓丸（包煎）6g，更进3剂，血止，腹痛除，腹中包块缩小。再用生化汤合桂枝茯苓丸6g，黄芪15g，三七、莪术各9g，5剂后包块消失，腹部濡软，痊愈出院。跟踪观察1个月，未有不适感，月经正常来潮。[24]

按：本例属陈旧性宫外孕，主要病机为瘀结少腹。《校注妇人良方》云："或产后余血未尽，久而不消，则为积聚癥瘕矣。"这与陈旧性宫外孕形成的包块病机有相似之处。血在少腹，脉络损伤，络伤血溢，血不循经则成瘀，瘀血阻滞不通则腹痛拒按。血不归经则阴道反复流血，血溢于小腹，"恶血当泻不泻，血不以留止，日以益大，状如杯子"。积瘀不去则成包块，故祛瘀化症是关键，活血勿虑血多。赤芍、桃仁、失笑散常用不嫌其缓；三棱、莪术、大黄辨证加入不畏其峻。若惧血多，可于方中加入三七、花蕊石、云南白药等化瘀止血之品。本病属妇产科急腹症，一般宜在妇产科配合观察下进行。用药宜结合患者体质等多方面因素加以考虑，既要突出化瘀，又忌活血药的堆砌使用。同时要注意药物的气味，如乳香、没药虽是对症之药，因其气味难以入口，少用为妥。傅青主生化汤能生能化，祛瘀而生新，再加山楂、丹参、益母草、莪术化瘀行气，三七、花蕊石化瘀止血，使全方化瘀而不伤正，止血而不留瘀。且气味纯正，方药和平，既无攻击过当之虑，又易于被患者接受。

2. 何某，女，27岁，末次月经2001年1月28日，44天时行人流术。术后10天，觉右下腹胀痛，时轻时重，阴道少许褐色分泌物，腹部B超示宫外孕，要求保守治疗。方用生化汤合桂枝茯苓丸加减。处方：当归30g，益母草30g，川芎10g，桃仁10g，桂枝10g，茯苓15g，赤芍15g，牡丹皮10g，三棱15g，莪术15g，香附15g，甘草10g。服用20余剂月经复潮，量较多，持续9天干净。[15]

按： 宫外孕属少腹血瘀实证，治疗以通消为主。由于冲任损伤，冲脉受阻，孕胎不正，郁滞于胞脉，而致气血运行不畅，瘀血内阻，新血不宁，迫血妄行，离经之血瘀积腹中，瘀血不化则形成血癥。“瘀血不祛，新血不生”。宜以祛瘀生新为原则，选用生化汤为主，活血祛瘀，温经止痛。

二、习惯性流产

习惯性流产，是指妇女怀孕连续2次或2次以上自然流产者。大多在妊娠4~10周出现，其特点是每次流产往往发生在同一妊娠月份。临床症状以阴道流血，少腹坠痛及腰部酸痛为主，是妇科较为常见又难治的一种疾病。本病多因黄体功能不全，甲状腺功能低下，先天性子宫或宫颈发育异常，宫腔粘连及子宫肌瘤等。近年更发现与染色体异常有密切关系，约占5%左右。目前尚缺乏理想的治疗方法。习惯性流产，中医称为“滑胎”或“数坠胎”。“滑胎”首见于我国现存的第一部妇产科专著《经效产宝》。古代医家对此论述颇多，如《医宗金鉴》曰：“怀胎三、五、七月，无故而自坠，至下次受孕亦复是，数数坠胎，则谓之滑胎。”《叶天士女科全书》曰：“有屡孕屡坠者，由于气血不充，名曰滑胎。”这表明古代医家对本病的发生原因及临床证象已有一定的认识。

【临床应用】

杨氏[25]以生化汤加益母草、菟丝子、女贞子、枸杞子治疗一例自然流产2次，妇科及B超检查均正常的患者。每月10剂，经治1年后剖宫产下一男婴。杨氏认为，患者多次自然流产，机体处于气血亏虚、冲任损伤、血瘀停滞于胞中的病理状态，用生化汤加味治疗可以清理瘀血、复元胞宫，能为再次受孕创造条件。

【病案举例】

1. 杨某，女，1991年5月18日初诊。患者曾于1988年年底和1990年年初分别早期自然流产1胎。现月经周期延后，量可，色暗红，有血块，平素患者劳累后腰背酸困，饮食二便均正常，舌质暗红苔薄白，脉沉涩。妇科及B超检查均正常，其他各项检查正常。诊为滑胎，病机为瘀血停滞胞宫，冲任受损，投生化汤加味。处方：当归20g，川芎15g，桃仁10g，炮姜6g，益母草30g，菟丝子15g，女贞子15g，甘草10g。10剂，每日1剂，水煎服，早晚分服。6月5日二诊：6天前来月经，量正常，色红，无明显血块及腰背酸困，无腹痛，月经已净，查舌淡红、薄白，脉沉苔滑。处方以益气养血、补肾培元之泰山磐石饮，10剂水煎服。并嘱患者每月经净后服用泰山磐石饮10剂左右调理。患者于1991年9月停经，化验尿妊娠试验（+）。于1992年6月12日剖腹产一男婴。[25]

按：习惯性流产中医称为滑胎。因患者多次自然流产，机体处于气血亏虚、冲任损伤、瘀血停滞聚于胞中的病理状态，成为再次自然流产的主要致病因素，所以清理瘀血、复元胞宫为治疗滑胎的首要法则。方中当归、川芎养血活血；桃仁活血祛瘀；炮姜温经散寒，以助活血之功；加女贞子、菟丝子、枸杞子补肾固冲任；甘草和中。诸药合用，达到改善子宫内环境，恢复胞宫，为再次受孕创造良好内环境的目的。

第三节　产后病

一、产后乳汁不下

【临床应用】

林氏等[26]以通乳汤合生化汤治疗产后气血虚弱型缺乳54例，并与单用通乳汤治疗54例对照。治疗组以通乳汤合生化汤内服，药物组成：党参30g，生黄芪30g，当归12g，麦冬15g，木通12g，桔梗6g，川芎6g，桃仁10g，炙甘草6g。对照组以通乳汤内服，药物组成：党参30g，生黄芪30g，当归12g，麦冬15g，木通12g，桔梗6g。两组药同为水煎，每日1剂，分两次服。5天为1疗程，连续服药2个疗程。治疗期间停用其他与本病有关的治疗药物或治疗方法。结果表明，治疗组在疗效、改善缺乳及气血虚弱症状等方面，明显优于对照组，提示通乳汤合生化汤是治疗气血虚弱型缺乳的有效方剂。

【病案举例】

某女，27岁，职员。分娩后25天，乳汁清稀量少，乳房柔软，时头晕易乏，面色欠华，纳少，恶露未尽、色褐，质较黏稠、量少，下腹按之不舒，二便尚调，舌淡、苔薄，脉细弱。证属冲任血少，血不畅行，无以化乳。治宜补血化源，佐以祛瘀。方以生化汤加味。处方：当归、桃仁、大枣、通草、鹿角粉、穿山甲、麦冬各9g，炮姜、炙甘草、川芎各6g，党参、王不留行各12g，熟地黄15g，黄芪18g。5剂，每日1剂，水煎服。药后恶露渐止，乳汁渐增。续以前方加减，隔天1剂，又服5剂。恶露尽除，乳汁足以哺育。[3]

按：本例以生化汤活血祛瘀，既行不畅之瘀以除恶露，又养血生血以充血海，冲旺血足则能上行泌化乳汁；党参、黄芪补气化源；熟地黄、麦冬养血滋阴液；通草、王不留行、穿山甲疏通乳络；鹿角粉温肾益精髓以泌乳汁。故服数剂而获佳效。

二、产后回乳

【临床运用】

王氏等[27]对213例要求回乳的患者采用加味生化汤治疗，连服3天停药。结果：总有效率为97%，乳房胀硬等症状均有明显改善。王氏认为产后多阴血不足，多虚多瘀，故用加味生化汤加川牛膝以温经散寒、活血化瘀，加生麦芽以疏肝回乳。

【病案举例】

何某，女，29岁，已婚。就诊日期：1986年4月14日。因产后哺乳期长达12个月，乳汁较多，要求回乳。患者2天前服用乙烯雌酚5mg，每日3次，服药4次后恶心，头晕加重而自行停药，故来妇科门诊要求服中药回乳。检查：双乳房胀硬，触之有积乳硬块且乳汁外溢，舌红苔薄黄，脉弦。方以加味生化汤加赤芍12g、丹皮10g以增强凉血化瘀散结之功，并减去炮姜温热之药。每日1剂，连服3剂，双乳房胀硬感消失，乳汁无外溢告愈。[27]

按：产后哺乳期妇女多阴血不足，多虚多瘀，故用加味生化汤加川牛膝以温经散寒、活血化瘀，加生麦芽以疏肝回乳，且此方能改善哺乳期妇女的气血虚弱、经络空虚、腠理疏松、皮毛不实、营卫不固的生理状况，促进产妇健康早日恢复。

三、产后尿潴留

产后尿潴留多因妊娠期膀胱紧张度降低、分娩时产程延长，特别是第二产程延长，产妇膀胱受胎头压迫时间太久形成水肿阻塞尿道，产后膀胱张力暂时消失，对充盈不敏感。会阴部创伤疼痛，使产妇不敢排尿。中医认为：产后气血亏耗，膀胱气化无权，特别是气虚不能升举，致使中州清阳之气下陷而导致尿闭。也有产时心怀恐惧，精神紧张，气郁血瘀以致膀胱气化不利。

【临床应用】

张氏[28]采用生化汤加减治疗产后尿潴留 30 例，治疗组：清肺利水，益气行瘀。以生化汤为基本方煎服。处方：当归 15g，炮姜 10g，川芎、桑白皮、马兜铃、紫菀、桃仁各 12g，通草、甘草各 6g。随症加减：产妇烦躁导致气滞血瘀者，可加红花、赤芍、益母草；因产时水血俱下，津液渴燥，口渴者，可加麦冬、玉竹；因产时气血亏损而致气虚者，加黄芪、党参、桂枝、川续断；发热者，加金银花、鱼腥草。水煎服日 1 剂。与诱导法对照组 30 例进行比较，治疗组有效率为 93.12%，对照组为 76.16%。治疗组疗效显著优于对照组，并能减少产后并发症发生。安氏[29]治疗产后尿潴留患者 30 例，予以加味生化汤，药用：当归 10～15g，桑白皮 10～15g，川芎 6～10g，桃仁 10～12g，紫菀 10～12g，马兜铃 10～12g，甘草 3～5g，通草 4～6g。气虚小腹下坠者加党参、黄芪、升麻；腰痛者加川续断、杜仲；口渴者加麦冬；发热加金银花。30 例患者全部治愈，11 例均于服药 2 天后治愈，16 例疗程 3～5 天，3 例疗程 7 天。何氏[30]用益母生化汤治疗产后尿潴留 70 例，治愈 60 例，有效 6 例，无效 4 例，治愈率为 85.7%，总有效率 94.3%。

【病案举例】

1. 赵某某，26 岁。2000 年 6 月 13 日足月分娩一男婴，会阴Ⅱ度裂伤，给予缝合，分娩后 5 小时无排尿，自觉症状不明显，膀胱充盈拒按，病人会阴部疼痛较甚，精神紧张烦躁，纳差，舌质稍暗，舌边有齿印，苔白、脉弦细。辨证为气滞血瘀。生化汤基本方加红花、赤芍、益母草、黄芪、党参。水煎 1 次服。服后 30 分钟，小便排出。连服 3 天，以巩固疗效。[28]

按：方中当归养血；甘草益气补中；川芎理血之气；桃仁行血中之瘀；炮姜温中健脾；紫菀、桑白皮、马兜铃、通草归肺经有宣上通下作用。西医学认为：川芎、当归具有镇静、解痉、抑制细菌作用，桑白皮内含乙酰胆碱样物质，可促使平滑肌收缩，解除膀胱肌麻痹。诸药配伍，既可预防产后泌尿系感染，同时，镇静情绪，还可促使局部血管扩张，血液循环加速，加快病理产物代谢，有利于膀胱气化，尿道消肿达到松弛尿道括约肌的作用，使患者尿液排出。

2. 女，29 岁，2004 年 6 月宫内孕 40 +3 周因第二产程停滞而行产钳助产，产后 3 小时嘱其排尿，不能自解，经听流水声，热敷，热水坐浴，均无效。留导尿管，予以加味生化汤口服，方药：当归 15g，桑白皮 15g，川芎 10g，桃仁 12g，紫菀 12g，马兜铃 12g，甘草 5g，通草 6g，党参 18g，黄芪 12g，升麻 12g；每日 1 剂，水煎、每日 2 次口服，3 天后患者自觉有便意，予以拔除导尿管，尿管拔除后，小便自解顺畅。[29]

按：本例产后尿潴留患者有滞产及手术产病史，产程延长耗气伤津，滞产、手术产均可使膀胱络脉受损而致组织水肿、瘀血，影响膀胱血运，气血运行受阻，膀胱气化不利，导致小便不通。方中当归补血活血化瘀，川芎活血行气，桃仁活血化瘀，炮姜入血散寒、温通经脉，通草利水通淋，桑白皮、马兜铃、紫菀宣肺以通调水道，气虚清阳之气下陷反致膀胱窒塞不通，即所谓州都之气化不通者，随证气虚加升麻、党参、黄芪，补气升清气，气旺水行，清气升则无壅堵之患。膀胱气化功能正常，水道自利，口渴者麦冬润肺以滋其源，诸药合用共奏补气活血、化瘀利尿之功。

3. 李某，23 岁，妇产科住院患者。1996 年 8 月 15 日会诊。因剖腹产后无法自行排尿 3 天。诊见：唇舌红、舌尖边有瘀点，脉弦数。诊为瘀阻胞络。用益母生化汤加车前子、泽兰各 10g，水煎服。服药 1 剂，当晚有尿意。第 2 天拔除尿管即能自行排尿，几天后排尿完全正常。[29]

按：“六腑以通为用”，本方活血祛瘀、益气利尿，方中益母草、当归、桃仁、赤芍活血祛瘀；太子参、黄芪益气健脾；香附行气；泽泻、紫苏叶利湿；牛膝活血祛瘀利水。全方补而不燥，攻而不散，利水不伤脏腑。

四、产后发热

产后发热指产褥期以发热为主症，可持续发热不减，或突然高热，并伴有其他症状者。产后一周内常有轻微发热，一般能自行退热，为生理性发热，不是病态，只有在产褥期内，体温超过 38℃，或持续发热不减，才可以诊断为产后发热。产后发热为一组症候群，最常见的原因为产褥感染。中医认为此病的病因病机有：感染邪毒、外感发热、血虚发热、血瘀发热四种类型。病因不同，则表现各异，辨证应根据发热的特点，结合恶露的量、色、质、气味，腹痛等情况分析。若发热恶寒、小腹痛拒按，恶露有臭气，为感染邪毒。寒热时作，恶露量少、腹痛拒按。为血瘀发热。恶寒发热、肢体疼痛、咳嗽流涕，为外感发热。炎热季节，身热多汗或无汗，口渴心烦、体倦少气，为中暑发热。产后失血过多、微热出汗，为血虚发热。生化汤多用于治疗血瘀所致发热。

【临床运用】

韩氏等[31]用生化汤加减治疗产后发热 32 例，年龄：22～27 岁。病程：产后 1～14 天。体温在 37.6～38.2℃之间者 20 例。体温高达 39℃，白细胞计数（10～16）$\times 10^9$/L 者 9 例；其中 3 例白细胞计数高

达 20×10^9/L。临床上均有：汗多，小腹疼痛，恶露不尽，尿频，舌苔白腻或黄厚，舌边青紫或瘀点，脉细涩或弦数，疗效满意。王氏[32]用生化汤治疗 48 例患者均属产褥期内，出现发热，治愈 30 例（占 62.5%），好转 14 例（占 29.2%），未愈 4 例（占 8.3%），有效率为 91.7%。

【病案举例】

1. 罗某，女，25 岁，1999 年 7 月 10 日入院，住院号 34342，患者"停经 41 周，要求入院待产"，因"胎儿窘迫，初产头浮"，行子宫下段剖宫术。分娩一活男婴，术后第一天，开始发热，体温 38.1℃，轻微鼻塞，用灭滴灵 + 酚麻美敏片治疗效果不佳。第 2 天体温 38.4℃，全身无任何不适，加用新菌必治，地塞米松，继续抗炎治疗 4 天，体温仍波动在 37 ~ 38.4℃之间。因治疗效果不理想，停用西药，按中医辨证治疗。会诊：患者术后第 8 天，寒热时作，口干不欲饮，小腹坠胀，恶露量少，色暗紫，无臭味。小便色黄短少，舌苔黄厚，脉弦涩。查体温：38.4℃，血压 105/75mmHg，脉搏 85 次/分，呼吸 20 次/分，白细胞计数 16×10^9/L，嗜中性粒细胞比例 90.7%，血尿培养 + 药敏均示：培养未生长。肺部 X 线检查正常。B 超提示：产褥期子宫、盆腔内未见异常回声，子宫下段切口未见明显液性暗区呈线型。证属：产后虚弱，正邪交争，瘀血内阻，聚毒化热。治则：补气血，调营卫，活血化瘀，排毒清热。用基本方当归 12g、川芎 10g、桃仁 10g、赤芍 10g、炮姜 10g、甘草 10g、桂枝 10g、防风 10g、地骨皮 10g、白薇 10g、蒲公英 30g、败酱草 30g。加黄芩 10g，黄连 10g，通草 15g，2 剂，每日 3 次。2 日后，体温 37℃。复查血、尿、B 超均示正常。再观察 3 日，体温正常无反复，出院。[31]

按：本例由于妊娠、分娩降低了机体及生殖道的抵抗力，增强了细菌乘虚侵入生殖器官的机会而诱发的感染。本病病理关键在于瘀血阻滞胞宫，营卫失调，积郁化热所致。用生化汤加减治疗。方中当归养血，炮姜补血止血，桃红、川芎活血化瘀，甘草清热解毒，调和诸药，桂枝、防风解毒、散寒，调和营卫，地骨皮、白薇清退血中虚热，蒲公英、败酱草清热解毒，行下排瘀，通实热。诸药合用具有调气血，和营卫，行瘀退热之功。

2. 赵某，女，28 岁，2001 年 3 月 7 日就诊。诉产后 3 天内，自觉时冷时热，少腹疼痛拒按，面色暗无华，情志不畅，肢体疼痛，得温稍减，口干舌燥，胃纳欠佳，恶露下之甚少，秽臭，色紫暗有块，舌紫暗有瘀点，脉细涩。辨证为产后血瘀发热。治宜活血化瘀，清热解毒。药物组成：当归30g，川芎20g，桃仁10g，益母草20g，丹参30g，红花15g，炙甘草6g，炮姜10g。水煎服，每日1剂，分2次服。5天后复诊，热退，腹痛消失，恶露转为正常，精神好转，惟胃脘满闷，舌质暗，苔白，大便溏。嘱患者忌肥甘厚味，清淡饮食，给以健脾和胃之剂，5天后复诊，病愈。随访1个月，未见复发。[32]

按：《医宗金鉴》云："产后发热之故，非止一端。……感受风寒，则为外感发热。若恶露不去，瘀血停留，则为瘀血发热。若去血过多，阴血不中，则为血虚发热。"本例为血瘀型，发热最主要的原因是新产之后，气血骤虚，胞宫阻滞，瘀血停留，气机不畅，枢机不利所致。治疗关键在于活血化瘀，使新血生瘀血化而自行，瘀去则热可自除，故用生化汤；基本方重用当归补血活血，化瘀生新为君药；川芎活血行气，桃仁活血祛瘀均为臣药；炮姜、甘草温化和中，是一个通滞和营，补血消瘀的良方。血瘀显著加用丹参、桃仁、益母草以加强活血祛瘀之力，瘀去则热自除。诸药合用，使瘀血去，枢机利，故热退身和。

五、产后咳嗽

【临床运用】

王氏[33]用加味生化汤治疗产后咳嗽54例，临床资料54例均来自我科门诊病人。年龄21～32岁，病程1个半月～3个月45例，3个月以上9例。加味生化汤方：当归9～15g、川芎、杏仁、知母各9g，桔梗6g。若产后体虚明显者随证加入补益药。气虚加黄芪、党参各9g，血虚加熟地、白芍各12g；阴虚加沙参、麦冬各9g。若痰咯不畅、痰色黄者加瓜蒌皮、射干各9g；痰色白者加半夏、紫菀各9g；若咳剧者加天将壳、生侧柏各9g；痰多者加象贝母、白芥子各9g。有热加大黄12g，鱼腥草30g。此外，兼表证加荆芥、柴胡各9g透表泄邪。痛滞明显者加桃仁化瘀止咳。便秘者加瓜蒌仁、制大黄各9g通腑泄邪，宣畅肺气。水煎服，每日1剂。其中服药4剂愈者11例；服药8剂愈者26例；服药12剂痊愈者8例，服药后咳嗽消失，停药后又咳，再次服药而愈者9例。全部病例均有效。

【病案举例】

张某，女，24岁，农民。1996年2月23日足月顺产一男婴。产后6天感邪咳嗽，经中西药治疗，形寒鼻塞止、咳嗽仍剧。5月8日来门诊，诉：产后咳嗽已2个月余。咯吐白沫样痰不畅，晨起入暮尤剧、哺乳受凉加重，大便艰涩。舌苔薄黄、舌有瘀色，脉细。证为产后哺乳阴血不足，痰瘀互结难化，大肠阻塞，肺气失宣。加味生化汤增损，化痰祛瘀，通腑宣肺。生当归 15g，川芎、桃仁、知母、天将壳、射干各 9g，杏仁、半夏各 10g，桔梗 6g，瓜蒌仁 12g，鱼腥草 30g，生甘草 3g。前后二诊，上方加减共 8 剂，瘀散痰化便畅，邪祛郁开，气血畅达，脏腑调和，升降合度，咳嗽随之而愈。继用黄芪精口服液益气固表、子母双补善其后，咳未再发。[33]

按：妇女产后多虚多疲，且产后汗多揭衣哺乳，外邪易袭，滞留难祛。其咳嗽多反复难愈。故治疗取傅青主女科加味生化汤以当归、川芎养血祛瘀，血和则气降，更有利于杏仁、桔梗化痰止咳药效的发挥。知母化痰止咳配入桃仁最宜。本方用于产后咳嗽疗效优于一般治咳方药。

六、产后眼外肌麻痹

眼外肌麻痹是由于眼外肌本身或其支配的神经系统受到损害而发生的器质性病变，表现为复视及眼球运动障碍。本病属于中医学的“辘轳关转”，多因血虚生风，风邪中络；或得之于高热、风寒湿痹；或因风痰阻络，气血瘀滞；或因脾气虚弱、约束无权及外伤致眼部气血运行不利，筋肉失养而弛缓不用。

【病案举例】

患者女，25 岁，平时身体健康。于 1991 年 9 月足月产一女婴，产程顺利。产后第 26 天早，突然感觉头晕不适，视物成双。自饮用黄酒使之出汗，但饮黄酒出汗后病情未减反加重，于产后第 27 天来眼科就诊，诊断为产后右眼外直肌麻痹。嘱服用中药治疗，因产后不到 1 个月，患者暂未服中药，产后 1 个月即到市某医院治疗半个月余，症状不减轻。又到郑州某医院针灸治疗 1 个月左右病情仍无好转，也曾到省某医院查治效果亦不好。于 11 月 1 日又回我院门诊治疗。患者血压：105/72mmHg。神志清楚，面色淡白，畏寒。体格检查未见异常。眼科检查：视力：右 1.2，左 1.2。眼位：两眼注视灯光，右眼内斜 200 左右，向颞侧转动受限，向鼻侧转动正常。向颞侧看复象距离加大，向鼻侧看复象距离减小。眼压：5.5/5 = 2.36KPa。眼睑运动正常，无内翻倒睫。泪点位置正常，压迫泪囊无溢脓。结膜、眼前节及眼底检查无异常发现。诊断：产后右眼外直肌麻痹。根据产后血虚受风之理，采用活血化瘀养血补气除风之品，也就是按除风先活血，血行风自灭之意，以产后良方生化汤加减，即当归、川芎、桃仁、炮姜、甘草、赤芍、党参、山药、黄芪、桂枝、阿胶、羌活、防风、全虫、白僵蚕、地龙、陈皮，用水煎服，服 3 剂后眼较舒适，头晕减轻，照上方再继服 3 剂，复视象距离缩小，斜视度小于 200。恶寒怕风现象消失。前方减阿胶、桂枝、炮姜，加白附子、天麻继服，并外直肌肌腹处用肌苷 100mg、地塞米松 5mg、维生素 B_{12} 加 2% 利多卡因共 0.5ml 局部封闭，每 4 天 1 次，共 5 次。于 11 月 24 日复诊，复视明显减轻，斜视在 10。左右，外转功能也明显好转，继续局部封闭加上方中药服用，于 12 月初复诊，眼位基本恢复正常，复视现象时有出现，为巩固疗效，改用当归、川芎、白芍、熟地、党参、白术、黄芪、龙眼肉、山药、菟丝子、女贞子、枸杞子、桑椹子、楮实子、全虫、白僵蚕、地龙、蝉衣、天麻、防风、炙甘草，共为细末，炼蜜为丸；每丸 10g，继续服用治愈。观察 2 年半时间未见复发，全身与眼部情况好，现双眼视力均 1.5，眼位正，无复视。[34]

按：产后眼外直肌麻痹属中医产后血虚受风的缘故，用生化汤加减治疗，既活血养血，又祛瘀生新、除风益气，所以能收到良好的效果。瘀血不祛，新血难生，会造成恶露不尽之痹，活血又加益气补血，使气血齐升，风邪并除，为巩固疗效，又在上药的基础上加用补肾、固肾明目培本之类，使标本同治、愈而不发。

七、产后痹证

产妇在产褥期内，出现肢体关节酸痛、麻木、重着者，称“产后痹证”。主要由素体血虚，产时、产后失血过多，阴血亏虚，四肢百骸，筋脉关节失于濡养，以致肢体麻木，甚或酸痛。或产后百节空虚，卫阳不固，腠理不密，若起居不慎，则风、寒、湿邪乘虚侵入，痹阻关节经络，气血运行不畅，瘀滞而痛。辨证重在辨其疼痛的性质。肢体酸痛，麻木者，多属虚证；疼痛按之加重者，多为瘀证；疼痛游走不定者，为风；冷痛喜热敷而痛减者，多寒；肿痛灼热者，为热；重着而痛者，多湿。产后痹证治疗与一般风湿身痛不同，因产后气血俱虚，虽挟外邪，亦当重在养血益气为主，兼祛外邪。

【临床运用】

贾氏等[35]在辨证论治的基础上，以生化汤为主加味治疗产后痹证 128 例，发病部位上肢 58 例，下肢 26 例，膝关节 18 例，腰背部 21 例，其他部位 5 例。疼痛方式以麻木、酸楚、重着、痛无定处、屈伸困难为主。昼轻夜重，多呈持续性疼痛。加减：病在上肢者加桑枝，在下肢者加川牛膝；在腰背部者加羌活、桑枝；寒盛者加细辛；湿盛者加木瓜、薏苡仁；血虚者加制首乌、阿胶。结果：痊愈 29 例，占 22.17%；显效 81 例，占 62.15%；有效 12 例，占 9.14%；无效 6 例，占 5.14%，总有效率为 94.16%。正如《沈氏女科辑要笺正》所言，本病“多血虚，宜滋养。或有风寒湿之气杂至之痹，则养血为主，稍参宣络，不可峻投风药”。严宇仙[36]为观察生化汤加味治疗流产后身痛，以生化汤加桂枝、鸡血藤、没药、牛膝为基本方治疗。随症加减：伴上肢痛加桑枝、羌活；腰痛者加杜仲、菟丝子；伴恶露不尽者加阿胶、艾叶炭、三七粉；伴少腹胀痛者加制香附；身痛甚者加秦艽、乳香；麻木者加南星、苍术；畏寒加附子；气虚加黄芪。每日1剂，2次煎服，7天为1疗程。结果显示，总有效率97.40%

【病案举例】

黄某，27岁，2000年10月9日初诊。诉产后手足酸痛、腰背困痛2个月余，当地中西药治疗效差而来诊。2个月前分娩一男婴，产时正值夏月，气候炎热，乘凉不慎，遂感手腕麻木酸痛，渐至足膝、腰背冷痛。诊见：面色不华，神疲乏力，恶风寒，食欲不佳，时恶呕，手足欠温，大便溏软。舌质淡红、边有瘀点，舌苔薄白，脉细缓。证属产后正虚，腠理不密，感受风寒，寒凝经脉，筋络失养所致。治以益气养血，散寒祛瘀，通络止痛。处方：党参20g，柴胡、半夏、桂枝、白芍、当归、川芎各10g，海风藤、络石藤、桑寄生各15g，炮姜6g，黄芩、炙甘草各5g，红枣4枚，生姜3片。每日1剂，水煎两服。服7剂后，诸痛、恶风寒减轻。原方续服7剂，并嘱加强营养调理而愈。[37]

八、产后腹痛

产后腹痛，多为血虚、血瘀或寒凝之邪所致。《妇人规》中说：“血有留瘀而痛者，寒也。”《沈氏女科辑要笺正》中说：“失血过多则气亦虚馁，滞而为痛。”《妇科心法要诀·腹痛证治》中说：“产后腹痛，若因去血过多而痛者，为血虚痛；若因恶露去少，及瘀血壅滞而痛者，为有余痛；若因伤食而痛者，必恶食胀闷；若因风寒乘虚入于胞中作痛者，必见冷痛形状。”本病以血虚、血瘀和寒凝为标，治当分清轻重缓急，把握病机之关键，辨证施治，治标勿忘于本，方能取得全效。

【临床运用】

徐氏等[38]用生化汤加减治疗产后腹痛72例，72例患者中医辨证属血瘀腹痛31例，血虚腹痛26例，寒凝腹痛15例。主方生化汤：当归15g，川芎9g，桃仁9g，炮姜6g，炙甘草6g。辨证加减：血瘀腹痛加失笑散、益母草；血虚腹痛加人参或党参、熟地、川续断；寒凝腹痛加艾叶、红糖、益母草，减川芎。每日1剂，水煎2遍，早晚分服。取得良好效果，治愈率为97.2%。

【病案举例】

1. 患者28岁，1982年4月9日初诊，2天前足月顺产一男婴，腹痛拒按，恶露点滴不畅，腹胀如鼓，大便未下，小便基本正常，舌质紫暗，舌边有瘀点，脉弦紧。证属血瘀腹痛。治宜活血行瘀止痛。方用生化汤加减：当归15g，川芎9g，炮姜3g，桃仁9g，炙甘草3g，五灵脂6g，蒲黄6g，益母草15g。水煎2遍，早晚2次分服，2剂。4月11日2诊，腹痛大减，腹不胀，按之软，恶露排泄通畅，色与量基本正常，上方续服2剂，病愈。[38]

按：生化汤配伍精当，药精力专。方中当归辛温滑润，养血和血；川芎补血祛瘀，行气搜风，升清阳而开诸郁，润肝燥而补肝虚，上行头目，下行血海。归芎二药皆为血中之气药，二药相伍，则补阴血之虚而行气血之滞，更兼桃仁破血散瘀，使恶血祛而新血生。炮姜大热回阳，除脏腑之沉寒，使阳生阴长。甘草炙用，温中和中，甘以缓行，调和诸药，兼能补气，全方共奏温经祛瘀之效，产后诸痛用之最宜。

2. 邱某，女，26岁，2005年7月3日初诊。产后15天，腹痛，小腹满硬拒按，得温稍减，扪之有块，恶露甚少，四肢不温，面色青白，舌质紫暗，苔白滑，脉象沉涩。该证属寒凝经脉，瘀血内结。治宜散寒祛瘀、调气行滞止痛。以生化汤合失笑散加味主之：当归15g、川芎10g、桃仁10g、乳香6g、五灵脂6g、蒲黄6g、延胡索12g、香附10g、台乌10g、炮姜3g、炙甘草6g。每日1剂，水煎，分2次口服，连服6剂。7月9日二诊：腹痛等诸症减退。法已中的，药已见效，仍守原方嘱服3剂。半年后随访，已痊愈。[39]

按：产后腹痛可因血虚和血瘀所致。本案患者因产后血室大开，胞脉空虚，若起居不慎，寒邪易乘虚入胞，血为寒凝，瘀阻胞中而腹痛。可见产后多虚多寒多瘀，治宜补宜温。谚云“产后一盆冰”，正是此意。方用生化汤合失笑散加味，活血养血祛瘀为主，以补代攻，攻不伤正，瘀血得祛，新血得畅，则腹痛诸症自除。

3. 郭某，32岁，2001年12月14日初诊。足月顺产第2胎，产后1周仍小腹疼痛，痛时有牵引收缩感，拒按，热敷后痛稍减。曾用西药治疗，因痛稍止后又复如前，而要求中医诊治。诊见：面色苍白，神疲乏力，恶寒身痛，胸胁胀满，恶心欲呕，不思饮食，四肢不温，恶露量少，色紫夹块。舌质暗红、苔薄白润，脉沉涩。此乃时值冬月，天气寒冷，产后正虚，寒邪乘虚侵入胞脉，血为寒凝，不通则痛所致。治以扶正散寒，活血止痛。处方：党参15g，柴胡、当归各12g，半夏、川芎、炮姜、桂枝各10g，益母草20g，桃仁、黄芩、木香、炙甘草各6g，红枣4枚，生姜3片。每日1剂，水煎两服。服5剂后，腹痛消失。续以益气补血调理善后而诸症痊愈。[37]

九、产后自汗

产后气血较虚，腠理不密。卫阳不固，出现歙歙汗出，持续不止，动则益甚者，称“产后自汗”。阴虚内热，浮阳不敛而睡后汗出湿衣，醒来即止者，称“产后盗汗”。

【病案举例】

魏某，25岁，2001年4月17日初诊。患者平素体弱，1天前足月顺产第1胎，产后一直汗出较多，动则尤甚，时伴低热，体温在37.6℃左右。诊见：面白无华，神疲乏力，恶风寒，心悸气短，纳差，时呕恶，乳汁稀少，大便稀溏，小腹隐痛，恶露量少，时夹紫暗小血块。舌质淡红、边见有瘀点，舌苔薄白，脉浮软无力。此属产后肺脾气虚，卫表不固，兼瘀血阻滞之证。治以健脾益肺，调和营卫，佐以活血祛瘀。处方：党参15g，炙黄芪20g，柴胡、半夏、桂枝、白芍、白术、川芎、当归各10g，炮姜、黄芩、炙甘草各6g，红枣4枚，生姜3片。每日1剂，水煎分2次服。共服7剂，出汗止，余症好转。续以健脾益气之剂调治半月而诸症消失。[37]

按：该患者瘀血阻滞，新血不生，体虚营卫失和汗自泄于外而致自汗，故用生化汤活血化瘀，生新补虚，治瘀而止汗。

十、产后大便难

产后大便难指产后大便坚涩，或数日不解，或排便时干燥疼痛，难以解出者。属新产三病之一。早在《金匮要略·妇人产后病脉证并治》即有记载。本病的发生是由于分娩失血，营血骤虚，津液亏耗，不能濡润肠道，以致肠燥便难；或阴虚火旺，内灼津液，津少液亏，肠道失于滋润，传导不利，则大便燥结。

【临床运用】

秦氏[40]用生化汤加味治疗产后大便难30例，30例均服生化汤加味治疗。若正常产妇无阳性体征，用生化汤加麻仁、郁李仁、柏子仁、肉苁蓉各10g。若兼有贫血者加大当归用量到60g，加龙眼肉10g，合并有肿胀者加白术10g，茯苓15g。若兼有蛋白尿加白术15g，泽泻10g。兼有高血压加生地10g，菊花15g，白芍10g。水煎，温服日2次，于产后即服。30例均取得满意效果。

【病案举例】

刘某某，女，25 岁。素有习惯性便秘，妊娠后便秘更甚，患者虑产后大便难，恐伤口疼痛，前来就诊。证见面色潮红，手足心发热，午后热甚，口渴喜冷饮，大便秘结，舌质红，苔薄黄而干，脉细数。证属阴虚内热。治宜滋阴、清热、养血。虑产后失血阴血更为不足。方用生化汤加味，当归 30g，川芎 10g，桃仁 3g，炮姜 2g，炙甘草 3g，生地黄、熟地黄各 10g，麦冬 10g，白芍 10g，知母 10g，地骨皮 10g。3 剂。患者属正常产后 2 小即服 1 次，于当日 8 小时后，顺利大便 1 次为软便，连服 3 剂，恶露 10 天排尽。[40]

按：生化汤的功能为活血逐瘀，温经止痛。治产后恶露不行，少腹疼痛。当归、川芎活血行血止痛，桃仁缓肝气而生新血，破血滞而清血燥；炮姜燥脾湿助阳气而补心气引血药入气分而生新血；炙甘草调中理脾，协助诸药，故产后有疾无疾均可服之，既可防患，又不损人，有益无害，诚良方也，加之生地、麦冬、玄参、地骨皮滋阴增液清虚热，诸药合用滑润肠道而使大便畅通。

十一、产后败血冲胃

产后败血冲胃属产后三冲之一。见《卫生家宝产科备要》。多因分娩后恶露不下或下而不畅，以致恶血随气上冲，扰乱心神所致。临床以神志错乱，癫狂等为主证。《张氏医通》卷十一曰："败血上冲有三：或歌舞谈笑，或怒骂坐卧，甚者逾墙上屋，口咬拳打，山腔野调，号佛名神，此败血冲心。多死。……花蕊石散最捷，琥珀黑龙丹亦效。如虽闷乱，不至癫狂者，失笑散加郁金。"属产后患重病。

【病案举例】

患者马某，24 岁，于 1993 年 2 月 18 日足月顺产一男婴，于 2 月 22 日突然恶心呕吐，腹痛而胀，恶食、饱闷；经用消食和胃、止呕止吐、补液抗菌等治疗无效，于我院就诊，查体温 37.5℃，脉搏 58 次/分，血压 100/75mmHg，血尿便常规化验正常，心电图未见异常。面青唇紫，腹痛拒按，神志昏乱，四肢冷凉，舌上有瘀点，苔白，脉迟而涩。问其婆婆，产后恶露未行。此与张氏所述："败血冲胃"恰同，急当温经散寒，活血祛瘀兼以消食。方用加参生化汤加减：炙甘草 9g，全当归 15g，川芎 10g，桃仁 10g，炮姜 10g，红参 10g，半夏 10g，生姜 10g，香附 10g，山楂 10g，2 剂，水煎服。服药后，下瘀浊腐败之物约 500ml，腹痛呕吐恶心等症皆除，腹部按之柔软而不拒，面色神志等一如常人。[41]

按：败血冲胃为产后三冲之一的主要病因为败血瘀阻或受寒，故用生化汤温经散寒，活血祛瘀兼以消食之药。方中红参炙甘草益气，炮姜温经散寒，当归、川芎补血活血祛瘀，半夏、生姜、山楂温中止呕消食，香附理血中气滞，使瘀血祛，新血生，寒邪去，正气复，则收到满意的效果。

十二、产后子宫复旧不全

分娩后，由于子宫肌肉的收缩、缩复作用，使子宫体积明显缩小，一般在产后5~6周时可恢复到怀孕以前状态。这个过程叫子宫复旧。当复旧功能受到阻碍时，会发生子宫复旧不全。产后子宫复旧不全也称产后子宫复旧不良，是指产后6周子宫仍未能恢复到非孕状态。其原因复杂，如由于部分胎盘、胎膜残留；子宫内膜炎或盆腔感染；子宫过度后倾，后屈，影响恶露排出；多胎妊娠，羊水过多，过大胎盘；也有因伴子宫肌瘤，子宫肌腺瘤，使子宫复旧功能受到障碍。计划生育人流，引产后恶露不绝也属此病。本病属中医学的“恶露不绝”、“恶露不下”、“产后腹痛”范畴。中医认为，本病发生的机制，主要是冲任为病，气血运行失常所致，其病因主要是气虚、血瘀、血热。患者素体虚弱，或孕期饮食伤脾，或产时失血耗气，或产后劳倦过度伤及中气，气虚统摄无权，冲任不固而致恶露不绝；产后血室正开，寒邪内侵胞宫与血相结，寒凝血瘀，或七情所伤，气滞血瘀，或气虚运血无力，余血滞留为瘀，或胞衣残留，影响冲任，总之瘀血不去，新血不得归经而出现恶露不绝；素体阴虚，产时失血伤阴，营阴更亏，虚热内炽，或产后过服辛燥之品，或感受热邪，或肝郁化热，均致血热扰于冲任，造成恶露不止。

【临床运用】

杨氏等用[42]益气生化汤治疗产后子宫复旧不全48例，痊愈20例；显效9例；好转15例；无效总有效率91.7%。叶氏等[43]将产后妇女随机分为治疗组465例和对照组466例，治疗组应用生化汤加味，对照组采用益母草颗粒的方法，对照评价治疗后两组产妇子宫缩复、恶露量的变化，以判定其疗效。结果：治疗组的子宫缩复总有效率明显大于对照组，产后5日治疗组恶露量低于时照组。刘氏等[43]用生化汤加味治疗剖宫产术后血瘀型恶露不绝63例，经治疗获痊愈者27例，好转2例，无效1例，总有效率96.7%。痊愈27例中服药1~3剂15例，4~6剂12例。陈氏等[45]对经治疗的53例患者进行中医辨证分型，使用加味生化汤治疗，总有效率达96%。

【病案举例】

1. 钟某，29岁，2002年2月12日初诊。患者产后月余仍恶露不净，淋漓不断，色紫暗，量少，小腹隐痛。3天前因不慎受凉，出现恶寒发热，头痛呕恶，小腹疼痛加剧而来诊。诊见：形瘦面白，胸胁满闷，心烦口苦，呕恶纳差。舌质淡红、苔薄白润，脉细略数。证属产后寒凝血瘀，血不归经，复感外寒所致。治以扶正散寒，温经化瘀。处方：党参15g，柴胡、半夏、川芎、当归、荆芥各10g，益母草20g，黄芩、炮姜、桃仁、炒蒲黄、炙甘草各6g，红枣4枚，生姜3片。每日1剂，水煎分2次服。服3剂后，恶寒发热、头痛、呕恶消失，腹痛减轻。续服5剂后，恶露净，余症消失。[37]

2. 徐某，女，28岁，教师。2001年8月16日初诊，患者产后27日恶露不尽，时多时少，淋漓不断，血色紫红，伴头痛，少腹疼痛，急躁易怒，失眠，食欲欠佳，小便短黄，舌质红苔黄，脉沉。妇科检查：外阴正常，阴道中见污血，宫体低位，大于正常，压痛明显，双侧附件无特殊，B超提示：子宫复旧不良，宫腔内有少量积血，辨证为：产后气滞血瘀，恶露不绝。治疗给予调肝理气，行血化瘀。处方：当归20g、香附12g、川芎10g、桃仁8g、蒲黄10g、五灵脂12g、益母草30g、红花6g、赤芍20g、玄胡索10g、柴胡10g、田七10g。患者服用5剂后出血量减少，少腹疼痛已缓解，食欲增加。再以理血健脾调理1周，诸症愈，舌脉正常，妇检无殊，B超复查子宫附件无殊。[37]

按： 本例以生化汤合失笑散加减而成，方中当归、川芎养血活血，干姜、蒲黄、五灵脂逐瘀止血为主，桃仁、败酱草清热解毒、活血化瘀，益母草养阴活血、祛瘀缩宫，炙甘草补气、调和诸药。全方可改善微循环，增强子宫收缩力并有较好的抗炎作用，使瘀血得去，新血得生。

十三、剖宫产术后下肢深静脉血栓

术后下肢深静脉血栓形成主要因素为血流缓慢，静脉内膜的损害、血液的凝固性增高及血液的黏稠度增加。妇科手术患者，由于多采用连续硬膜外麻醉，下肢血管扩张明显和下肢活动的受限，小腿肌肉泵不能有效压迫静脉血液回流，引起下肢血流缓慢是引起血栓形成的原因之一。妇科手术对盆腔刺激压迫血管及下肢静脉的穿刺均可引起下肢静脉的损害。另外，妇科手术的创伤使大量组织破坏、肿瘤组织裂解产物也引起血液凝固性改变，促使静脉血栓形成。因此，妇科手术具有引起术后下肢深静脉血栓形成的三大重要因素。

【临床运用】

丁氏[46]对39例剖宫产术后下肢静脉血栓均以生化汤去炮姜加生水蛭、益母草、茵陈水煎服，阿司匹林肠溶口服治疗。结果：治愈30例，有效7例，无效2例。

【病案举例】

患者，女，28岁，2005年2月10日要求行剖宫产术，术后第3天出现右下肢肿胀、剧痛、不能着地。检查测量右下肢肿胀增粗2cm，皮肤颜色发白，痛不可及，舌苔黄厚腻，大便干。诊断：西医：右下肢静脉血栓。中医：产后身痛，血瘀型。给于中药生化汤去炮姜加生水蛭10g、益母草30g、茵陈15g，水煎服，每日1剂，煎服2次；西药：阿司匹林肠溶片50mg，每日1次口服。治疗。3天后查房，患肢比健肢增粗1cm，疼痛、皮肤颜色、患肢不能着地无明显好转。1疗程后查房，患肢肿胀消失，皮肤颜色正常，疼痛明显减轻，可行走。出院后服药4疗程，停服中药，继续服用阿司匹林肠溶片2周痊愈。[46]

按：剖宫产术后下肢静脉血栓形成，据其病理变化及主症，属产后病血瘀型，生化汤为治疗妇女产后病血瘀型的基本方，具有化瘀生新、温经止痛作用，加用生水蛭、益母草、茵陈又增加了其活络通经，清热消肿作用。据现代药理研究，益母草，生水蛭均有抗凝血作用，尤其是生水蛭含有肝素，抗血栓素，具有溶栓作用，消血块作用最强。益母草既活血消肿，又收缩子宫，促使子宫早日恢复，减少产后出血，再配茵陈清热去湿，集溶栓、止痛、消炎、消肿诸作用于方中。

第四节 不孕症

婚后有正常性生活，未避孕，同居2年而未能受孕者称为不孕症。据统计未避孕的夫妇，60%在婚后6个月内怀孕，80%在9个月内，85%～90%在1年内怀孕，约有4%在婚后第2年怀孕。如婚后2年未孕，可称不孕症。其中，从未受孕者称原发性不孕，曾有生育或流产又连续2年以上不孕者，称继发性不孕症。西医认为是卵巢功能障碍，中医学认为大多是由于胞宫虚寒，气血不足导致的；输卵管障碍型不孕症患者的月经常常表现为经行血块比较多，经色黑暗，血行不畅。西医认为病因多为输卵管堵塞不通，中医则多辨证为气滞血瘀；还有妇科炎症（盆腔炎、附件炎、宫颈炎等）型不孕症患者的月经常常量多、色鲜红、质浓稠、有腥臭味。西医认为是感染所致，中医则认为是湿热下注，迫血妄行导致的；还有就是子宫肌瘤或者内膜异位导致的不孕症，常常表现为月经提前，量大，流血不止，严重的痛经等，中医学认为这些症状多见于血热血瘀或者气不摄血者。生化汤有化瘀生新之功，其加减运用在治疗不孕症方面尤其独到之处。

【临床运用】

于氏等[47]运用加味生化汤治疗输卵管梗阻不孕症60例，60例病人中，原发性不孕12例，继发性不孕48例；气滞血瘀型20例，湿热郁结型72例，寒湿瘀结型28例。治愈而妊娠者，50例，为83%；好转6例，为10%；无效4例，为7%。

【病案举例】

1. 女，36岁，民办教师。因准生二胎，取环后2年未孕。妇检诊为慢性盆腔炎，做输卵管通液示输卵管不通。患者月经错后，40～50天一行，量少色暗红有块，经行前2天小腹痛剧，带下量较多，色白有秽味。舌质暗淡，有瘀斑，苔白腻，脉沉细涩等证，属寒湿瘀滞胞脉。1995年3月始经期服用加味生化汤5剂，连服3个疗程后孕，1996年4月足月分娩一子。[47]

按：生化汤主治产后因瘀血内阻所致的恶露不尽，产后腹痛等疾病。产后与经期都具有多虚多瘀的特点，而不孕的主要病机，是胞脉瘀滞，因此在治疗输卵管梗阻不孕时，在生化汤化瘀生新的基础上，加益母草，山楂养血活血；香附理气行滞，以达温通经络，补益冲任之功。

2. 李某，女，25岁，于2002年2月18日初诊。患者于2000年4月因劳累而自然流产，未治疗，后逐渐出现月经紊乱，伴腹部疼痛，劳累后加重。曾经当地医生指导服用甲硝唑、金鸡冲剂3周，症状无明显改善。3个月来月经每隔6～10天即来1次，经血色红，量或多或少，后期经血紫暗有块，行经10天左右，伴腹痛，腰背酸困，夜间梦多，至今未避孕而无再次受孕。舌质暗红、边有齿痕，脉滑涩。B超提示：双侧输卵管炎。病机：湿毒入侵，气血失调，经隧脉道不畅。因患者正值经期，治疗应养血活血，拟生化汤加味。药物组成：当归10g，川芎15g，桃仁15g，炮姜9g，甘草10g，熟地10g，黄芪15g，益母草30g，炒蒲黄15g。3剂，每日1剂，水煎早晚分服。2月22日二诊：月经量少，无血块，无明显腹痛，给予养血归脾汤3剂。2月24日三诊：月经已净，自觉少腹胀痛，腰酸背困，白带量稍多，色黄白相兼，予当归20g，川芎15g，桃仁15g，炮姜9g，甘草10g，炮山甲5g，通草10g，黄柏15g，丹参30g，赤芍15g，柏子仁30g。服用10剂后，月经又来，继初诊方服用4剂，月经过后服用二诊方。经2个月的调理治疗，患者经期明显缩短，周期逐月延长，腰酸背困、腹痛消失，睡眠正常。B超提示，子宫附件未见异常。嘱其测基础体温，为双向不典型。继续补肾调理治疗1个月，后改服乌鸡白凤丸，服6盒停药。患者于2003年6月18日，查尿妊娠试验（+），于2004年3月31日正常产一女婴，母婴健康。[48]

按：输卵管炎性不孕，症状比较复杂，可见少腹隐痛，腰背酸困，月经失调。中医素有“久病多瘀”、“久病入肾”之说，治疗应疏通、清利、温补并施。因温化寒湿、活血化瘀可加速盆腔血液循环，促进炎症吸收，软化增生的纤维结缔组织，又可鼓舞正气，提高免疫功能，从而预防反复感染。

第五节　终止妊娠

在妊娠24周以前，采用人工方法，把已经发育但还没有成熟的胚胎和胎盘从子宫里取出来，达到终止妊娠的目的，称为人工流产。人工流产按妊娠月份大小可分为早期人工流产和中期引产。妊娠12周前终止妊娠称为早期人工流产；妊娠12～24周终止妊娠称为中期引产。生化汤常常用于辅助早、中期妊娠，提高流产成功率，缩短各期流产后出血时间及降低流产失败后再清宫率。

一、早期人工流产

【临床运用】

黄氏[49]用药物流产配合加味生化汤终止早孕106例与对照组不配合加味生化汤106例对照，流产效果比较治疗组完全流产104例，占98.11%，对照组完全流产80例，占64.15%，治疗组流产后，出血时间为（7.2±3.1）天，显著短于对照组（14.5±4.6）天，说明药流后患者配合使用加味“生化汤”，可提高流产的成功率，缩短了出血时间。左氏等[50]以加味生化汤强化药物流产五十例，药用米非司酮片、米索前列醇片，加味生化汤组成：全当归24g，川芎9g，桃仁6g，炮姜3g，生甘草3g，益母草30g。伴神疲气短懒言者加党参、黄芪、白术；面色苍白、头晕目眩者加熟地、阿胶、白芍；腰膝酸软、下肢不温者加山茱萸、附子、肉桂。药流后第7天复诊，46例阴道流血7天内停止。欧阳氏[51]等以生化汤辅助药物流产300例与对照组300例比较，对照组：第1、2天晨空腹口服米非司酮75mg，第3天8：00空腹到医院口服米索前列醇600μg。观察组：前2天服药法同对照组，第3天服用米索前列醇后立即煎服生化汤加减方，成分有益母草、当归、川芎、桃仁、炮姜、炙甘草、金银花、蒲公英、蒲黄、三棱、莪术，每日1剂，连服5剂。观察组300例中完全流产294例占98%，不完全流产5例占

1.7%，流产失败1例占0.3%；对照组300例中完全流产278例占92.7%，不全流产19例占6.3%，流产失败3例占1%。随访2周内观察组B超有异常回声需清宫者6例，清宫率2%。对照组B超复查宫内有异常回声需清宫者25例，清宫率8.3%。

【病案举例】

刘某，女，21岁，未婚，有性生活史。初诊时间2001年4月8日，停经47天，恶心呕吐，脉滑。末次月经2月21日，13岁初潮，周期28～30天，量中等，质紫暗。妇科检查外阴已婚未产式，宫颈着色光滑，白色分泌物量中等，宫体前倾，鸭蛋大小，质软，双附件压痛（－），尿β－人绒毛膜促性腺激素阳性。患者要求药物流产，遂予口服米非司酮25mg，每日2次，用3天。4月11日复诊时服米索前列醇后30分钟，阴道出血量如正常月经，伴有阵发性腹痛，随之脱落一乒乓球大小组织，见完整的胚胎和绒毛。再服2剂中药，阴道出血逐渐减少，第7天复诊，阴道流血已止。[50]

按：此病的主要病机为瘀血滞留胞宫，故以活血化瘀为法。药流致病其本为产后血虚，标为瘀血留阻。血虚宜补，血瘀当消，然血瘀腹痛，补而留邪，陈瘀不祛，新血不生，消可伤正，营血本虚，不耐克伐，单补单消均非适宜，新血当生，瘀血宜化，惟生新血与化瘀并用。方中重用当归能补能行，既可补血和血，又可化瘀生新是主药；川芎善走，活血行气；桃仁善破，化瘀生新；炮姜善守入血，助川芎、桃仁通血脉；益母草活血散瘀、调理冲任；甘草缓急止痛、调和诸药。诸药合用，活血、行血、养血、和血，故血安、脏腑安、胞宫安而病愈。据现代药理研究证实，生化汤可改善子宫内膜血液循环，促进局部渗出物的吸收，并可加强子宫收缩，加速胚胎完全脱落，缩短出血时间，减少出血量。故用之起到补气调经、祛瘀生新之功效。

二、中期引产

【临床运用】

1. 王氏[52]选用妊娠12～28周，术后加服中药50例为治疗组；以年龄、孕周、孕产次数均相同，术后未服中药为对照组；结果治疗组引产结束时间平均14.6小时，胎盘胎膜自行排出44例，占88%，需清宫6例，占12%，无宫颈裂伤，阴道出血量除1例超过400ml，其原因为子宫内膜炎至胎盘粘连所致，其余均在150ml以内。对照组：引产时间平均18.6小时，胎盘胎膜自行完整排出32例，占64%，需清宫者18例，占36%，阴道出血量超过400ml者2例，宫颈裂1例，平均出血量

250ml。观察表明，药物中期妊娠引产加服中药，引产时间缩短，清宫率低，出血量少，疼痛明显减轻，且孕产次数越少，孕周越小，其效果越明显。

2. 杨文[53]选用门诊确诊为中期妊娠并自愿要求终止妊娠者130例，口服米非司酮50mg，2次/天，连服2天，空腹温开水吞服。第3天口服米索前列醇600μg，服药后2小时无规律宫缩或宫缩强度弱者加服米索前列醇400μg，日最大剂量1600μg。在首次服用米索前列醇2~3小时，无论胎儿是否排出均给予中药生化汤，药物组成：当归10g，桃仁10g，川芎9g，炮姜6g，益母草30g，败酱草15g，蒲黄10g，马齿苋15g，日1剂，水煎分2次服。连服5天。结果发现完全流产118例，占90.77%；不全流产9例，占6.92%；共成功127例，占97.69%；无效3例，占2.31%。药物流产后阴道出血量<200ml 124例，占95.38%；>200ml 6例，占4.62%，无一例阴道出血超过400ml。

3. 周秋娥[54]随机将引产者分为试验组与对照组，各68例，均用利凡诺100mg加注射用水20ml按常规操作行羊膜腔内注射，试验组在注射当天开始服用生化汤，每日1剂，日服2次，共服2天。结果发现试验组68例，胎盘残留7例占10.3%；对照组68例，胎盘残留21例占31%，经统计学处理有显著性差异。

4. 王秦川[55]将189例随机分为观察组96例及对照组93例。观察组：全部病例经确诊后于入院第2天行利凡诺100mg羊膜腔内注射，注射利凡诺后每6小时观察体温脉搏血压，并详细记录其副反应阴道流血宫缩、胎儿胎盘排出情况及时间，产后2个小时内阴道流血量。在胎儿胎盘排除当日，口服加味生化汤。药用当归炭15g，桃仁9g，川芎9g，益母草30g，炮姜9g，泽兰9g，忍冬藤炭10g，地榆炭10g，甘草5g。水煎服，每日3次，连续用药5天。对照组：胎儿胎盘排出后，为避免子宫出血过多，行常规清宫术。结果显示流产后阴道出血时间观察组6~27天、平均（11.5±4.6）天，对照组9~45天、平均（15.5±3.7）天。两组平均阴道出血时间比较有显著性差异（$P<0.05$），提示加味生化汤能明显地缩短阴道出血的时间。

第六节　终止妊娠后诸症

一、流产不全

流产不全常见于妊娠28周内流产，包括人工流产、自然流产等，妊娠产物已部分排出体外，尚有部分残留于宫腔内。本症尤多见于药物流产后，由于子宫收缩不良以及感染、部分胚胎组织残留所致，西医多用清宫手术治疗。流产不全在临床上表现为出血过多或不止、腹痛等，属中医学“堕胎”、“小产”、“产后恶露不尽”等范畴。人工流产、药物流产后，宫内组织物残留者，辨证属瘀阻胞宫，治疗当温经散寒、养血化瘀，可在生化汤基础上加减治疗。生化汤出自《傅青主女科》，乃“治血之圣药”，方中当归补血活血，化瘀生新；川芎活血行气；桃仁活血祛瘀；炮姜温经散寒止痛；炙甘草调和诸药。全方具有活血祛瘀、温经止痛之功效，用于不全流产，切中病机，疗效较好，可避免清宫手术，且患者易于接受。

【临床运用】

1. 白雅玲[56]为观察自拟加味生化汤在治疗药物流产后蜕膜残留出血效果，选562例为观察组，口服加味生化汤每日1剂，3剂为1疗程，第7日复诊，未愈者继续用上方加减2剂。服用本药期间停用其它药物。加味生化汤方的基本组成：全当归25～30g、川芎9g、桃红9g、红花9g、生地9g、益母草10g。另选择同期同等条件行清宫术者562例为对照组。结果表明，加味生化汤在治疗药物流产后蜕膜残留出血效果满意。

2. 卢氏[57]采用生化汤联合安宫黄体酮治疗药物流产后蜕膜残留，将病人随机分为生化汤联合安宫黄体酮治疗组（观察组）105例和行清宫术组（对照组）105例。观察组口服生化汤：当归15g，川芎15g，桃仁10g，红花10g，炮姜10g，炙甘草5g。腹痛者加五灵脂10g，延胡索10g；阴道脓性分泌物者加金银花15g，红藤15g，败酱草15g；精神疲乏，面色白者加阿胶15g，黄芪20g，党参15g。水煎服，每日1剂，连服7天；同时口服安宫黄体酮10mg，每日1次，连服7天。结果表明取得了较好疗效。

3. 刘胜霞等[58]以大剂量马齿苋配合生化汤加减治疗药物流产不全82例，经B超证实宫内有残留物，予马齿苋配合生化汤治疗。药物组成：马齿苋60～90g，当归15～30g，川芎10g，桃仁10g，益母草15g，蒲黄10g，炮姜3g，甘草6g。气血虚加党参、黄芪；气滞加香附、枳壳。水煎服，每日1剂。应用9剂无明显改善者转妇科采用清宫术。结果本组82例，痊愈51例，占62.2%；显效22例，占26.8%；无效9例，占11.0%。总有效率89.0%。

4. 李丽等[59]随机将102例患者分为治疗组52例，中医辨证为瘀阻冲任型，口服生化汤加味，连续服用7剂；对照组50例每日肌内注射缩宫素10U，连续7天。结果显示治疗组总有效率高于对照组。表明生化汤加味治疗不全流产疗效明显，多能避免清宫手术。

【病案举例】

1. 郭某，女，32岁。2001年8月7日初诊。孕49日经妇科常规行药物流产后，阴道持续出血2周，未见完整胚胎组织排出，B超证实宫内有残留物，患者惧怕清宫术而就诊于中医。刻诊：小腹疼痛拒按，阴道出血淋沥不净，量不甚多，色紫暗，舌质暗红，苔薄腻而黄，脉沉弦略数。证为瘀血阻滞胞宫有化热之势。治宜活血逐瘀，养血止血，佐以清热。处方：马齿苋90g，当归30g，川芎10g，桃仁10g，益母草15g，蒲黄10g，炮姜2g，甘草6g。每日1剂，水煎服。服药次日排出残留胎块，腹痛消失，阴道出血明显减少，原方继服2剂，阴道出血停止，诸症皆安，复查B超示宫内残留物消失。[58]

按：《本草纲目》记载马齿苋“散血消肿……利肠滑胎”。现代药理研究证实，马齿苋能增强子宫平滑肌收缩功能。大剂量马齿苋配生化汤加减具有逐瘀滑胎、养血止血之功，用于药物流产不全有较好疗效。方中马齿苋、蒲黄、益母草等增强子宫收缩力而逐瘀滑胎，生化汤活血化瘀、温经止痛。诸药合用，逐瘀不伤正，止血不留瘀，可促使宫内残留物排出，缩短药物流产后阴道出血时间。本法应用简便，痛苦小，比清宫术更易于患者接受。

2. 刘某，女，22岁，教师，停经45天确诊为宫内妊娠，要求药物流产。药流3天后阴道一直出血伴有血块，B超证实宫内仍有胚胎残留，但患者拒行清宫术，故改为中药治疗。查舌质淡红，苔薄黄，脉细滑。证系胞络瘀滞，法宜祛瘀除滞，安宫止血，予以益母生化汤3剂，药毕，阴道流血停止，B超检查宫内无残留物。[60]

按：益母生化汤由生化汤加益母草、败酱草、薏苡仁而成。生化汤出自《傅青主女科》，主要用于治疗产后血块不下。傅氏指出：“惟生化汤系血块圣药也。”药流后出血多因宫腔内胚胎组织残留，影响子宫收缩，而致药流后阴道出血时间过长。中医学认为，瘀血不去，出血不止。药流后宫内胚胎组织残留，瘀滞胞宫，血不归经而出血不止。故宜法取祛瘀除滞，安宫止血。益母生化汤选用当归补血活血止痛，该药对子宫有双向性作用，其水溶性、非挥发性、结晶性成分能兴奋子宫肌纤维，使子宫收缩力加强，其挥发油能抑制子宫肌纤维而使子宫松弛，故有镇静、镇痛和消炎作用；川芎、益母草、桃仁行气逐瘀，收缩子宫，促使宫腔内残留物排出；败酱草、薏苡仁解毒祛湿，清利宫腔湿热；炮姜、甘草通滞和营，安宫止血，共奏祛瘀除滞，安宫止血之效。

二、流产后闭经

【病案举例】

1. 兰某，女，34 岁，已婚。于 1995 年 12 月 5 日初诊。诉闭经 8 个月余，于 1995 年元月人工流产手术后，月经量逐日减少，色暗红，且淋漓不尽持续 10 来天，5 月份月经停闭，并出现小腹疼痛、腰痛，白带量不多，色淡黄。舌紫暗，边有瘀点，脉弦。妇科检查：子宫大小正常，妊娠试验阴性，连续 3 次宫颈黏液检查无结晶。1995 年 10 月中旬，用黄体酮治疗后，仍无月经来潮。证属气滞血瘀，治以活血化瘀，用生化汤加味：当归 20g，川芎 10g，桃仁 10g，炙甘草 6g，炮姜 10g，泽兰 15g，香附 10g，益母草 30g，牛膝 15g。服药 7 剂，5 天后复查宫颈黏液结晶（＋＋＋），阴道内有少量乌黑色分泌物排出。续服 10 剂后，停药第 3 天月经来潮，量多，色暗红，夹大小不等的血块，或肉丝样物，7 天干净。1996 年元月 5 日月经按期来潮，量色质基本正常，连续观察 3 个月经周期正常。

2. 李某，女，21 岁，已婚。因人流术后闭经 5 个月，1995 年 11 月 5 日就诊。患者诉于 1995 年 4 月中旬在乡卫生院行人工流产手术后，阴道流血持续 10 余天，量不多，色暗红，伴有少腹疼痛，5 月份月经复潮，经量极少，色暗红，2 天干净。后即闭经 5 个月，经黄体酮治疗无效，自感少腹疼痛，腰痛，呈周期性，舌边有瘀点，脉沉弦。妇科检查：子宫大小正常，子宫颈黏液检查无结晶，妊娠试验阴性，治用活血化瘀，益肾通经，方拟生化汤加减：当归 25g，川芎 10，桃仁 10g，炙甘草 6g，香附 10g，益母草 30g，牛膝 15g，肉苁蓉 15g，覆盆子 15g，川断 15g，鱼腥草 30g。服药 3 剂，停药 4 天后，白带内有少量暗黑色的分泌物流出，续服 5 剂，月经来潮，量多，色暗红，夹小血块，7 天干净。12 月 10 日月经来潮，量色质基本正常，1996 年元月 20 日出现妊娠反应，查妊娠试验阳性，现已孕 6 个月。

3. 伍某，女，33 岁，已婚。1995 年 12 月 15 日就诊。患者诉于 5 个月前引人工流产术，术后月经未复潮，但每月均有周期性少腹胀痛，腰痛，曾注射黄体酮治疗无效。就诊时正值小腹胀急疼痛，表情痛苦，舌淡紫，苔薄白，脉沉涩，妊娠试验阴性，妇科检查子宫大小正常。治以活血祛瘀通经为法，方用生化汤加减：当归 20g，川芎 1g，桃仁 10g，炙甘草 10g，炮姜 10g，香附 10g，牛膝 15g，益母草 30g，延胡索 15g，川续断 15g。连服 4 剂，药后腹痛消失，但月经未来潮，继续服原方 3 剂，2 天后阴道流出少量黑血，3 天干净，经后用当归 20g、益母草

30g，用红糖水煎服调理，1996 年元月份月经按期来潮，量增加，色暗红，门诊观察 3 个月经周期，月经正常来潮。[61]

按：人流手术后机体处于多虚多瘀的病理状态，此病以多瘀为主，治疗应以活血化瘀，解毒导滞，调理冲任为法；久病多虚实夹杂，治宜攻补兼施，标本同治。人流术后闭经，一是患者接受手术后情志失调，导致肝郁气滞；二是手术损伤胞宫络脉，瘀血内阻或感受邪毒，以致气血失调，邪毒内滞，冲任功能紊乱，月经不能按期而至。生化汤中当归、川芎行血活血；桃仁破结祛瘀；炮姜、甘草温化和中。

三、人流后β-人绒毛膜促性腺激素不降

【病案举例】

李某，女，34 岁，已婚，2007 年 9 月 24 日就诊。患者于 2007 年 7 月 20 日，因孕 50 天行可视人流术。术后仍时感恶心欲呕，偶感腰腹隐痛，无阴道出血。查尿人绒毛膜促性腺激素阳性，术后 1 个月、1 个半月、2 个月监测血β-人绒毛促性腺激素值波动于 570～590IU/L。查彩超示右附件区囊性包块，4.8cm×4.7cm 大小，子宫及左侧附件区未见异常。诉时感恶心欲吐，腰略痛，术后月经至今未至，睡眠及大小便可，无乳房胀痛及溢乳，白带少，舌红苔黄，脉数。处方：益母草 15g，当归 24g，桃仁 9g，川芎 9g，炮姜 6g，炙甘草 6g，蒲公英 30g，红藤 30g，红花 9g，三棱 9g，莪术 9g，汉防己 15g，椒目 9g，葶苈子 12g，酒大黄 9g，每日 1 剂，水煎服。服药 7 剂，诉恶心欲吐感减轻，血β-人绒毛膜促性腺激素值降至 205IU/L。再服 7 剂，恶心欲吐感已消，血β-人绒毛膜促性腺激素值降至正常范围。再守方 10 剂，于 2007 年 10 月 12 日月经来潮，4 天干净后，复查彩超示右侧附件区囊肿消失，血β-人绒毛膜促性腺激素值未再反弹。2007 年 11 月 20 日来院复诊，诉月经按时来潮，现已净，无其他不适。[61]

按：生化汤原出于钱氏世传，后清代妇科大师傅青主去熟地而增童便、黄酒，重用当归为君，合川芎、桃仁，以通为主，活血行气，祛瘀生新，佐以炮姜止血而不留滞，更增黄酒助血液流通，童便引败血下行，主要用于产后恶露不行，少腹疼痛。妇科之疾但见腹痛，必为有瘀，即以祛瘀活血为先。本例系金刃产伤，血室正开，邪毒水湿乘虚而入，伤血伤气，血伤以致瘀血内留，阻滞冲任而为腰腹隐痛，瘀久化热而为舌红苔黄脉数；水湿毒邪聚于胞脉而为囊肿，上逆犯胃发为恶心欲吐。治当活血祛瘀、逐水消癥，佐以清热败毒，邪去则正自安。故产后首选益母生化汤为主方，并投以红花、丹参、三棱、莪术，以增破血逐

瘀之力。加用己椒苈黄丸（出于《金匮要略》系攻坚决壅、分消水饮之剂）。

四、引产后恶露不绝

恶露不绝是指产后恶露持续3周以上仍淋漓不尽为主要表现的疾病。西医认为本病与产后胎盘残留、子宫复旧不良、感染等因素有关。中医认为恶露不绝主要由于产后气随血耗，或操劳过早，损伤脾气而致气虚；气虚则血瘀，或产后胞宫空虚，寒邪乘虚而入，血寒凝而成瘀；瘀久化热，或产时亡血伤津，阴虚则内热。故气虚、血瘀、血热是恶露不绝病机实质。

【临床运用】

尹万琼等[62]用生化汤加味治疗产后恶露不绝38例，生化汤加味药用当归20g，川芎9g，桃仁6g，干姜炭3g，党参12g。若恶露暗紫有块，小腹疼痛拒按，舌紫暗红边尖有瘀点者为瘀血阻滞，加益母草、厚朴、蒲黄、五灵脂以增强活血化瘀之功；恶露较多，色紫红，质黏稠，有臭味，脉细数为挟血热者，去干姜炭加黄柏、败酱草、地榆以清热解毒、凉血止血；恶露暗淡质稀，神疲乏力，面色无华，舌质淡，脉虚细而弱者，加黄芪益气生血。每日1剂，水煎服。用药2~3剂后，无论血止否，只要小腹不胀不痛无血块排出者，一般不再用动血之品，应调补冲任，以治其本。治疗结果显示38例治愈，其中服药2剂14例，3剂11例，3剂以上13例，最多9剂。彭宝珍[63]用生化汤加味治疗产后恶露不绝以生化汤加益母草、蒲黄、党参为基本方：当归20g，川芎9g，桃仁9g，益母草15g，党参12g，蒲黄12g，炮姜3g，炙甘草6g。见恶露色淡质稀，精神倦怠，面色无华，小腹空坠，舌淡脉缓弱等夹气血虚弱者加黄芪15g，阿胶12g；见恶露量多，色深红，质黏稠，气臭秽，舌红苔少脉细数无力等夹血热者去炮姜，加马齿苋15g，炒地榆12g。上药水煎，每日1剂，分2次服，恶露干净，症状消失后停药。结果痊愈20例，有效6例，无效3例，有效率为89.7%。

【病案举例】

患者，27岁。怀孕6个月，行药物引产，未行清宫术，产后40天恶露淋漓不断、色暗紫、时带小血块，伴下腹痛、头晕、心悸、乏力，当地卫生院用抗生素及缩宫素治疗1周无效。查精神萎靡，阴道内有暗紫色血液，宫口开，宫体软，如孕50天大小，有压痛。B超提示宫腔有少量的残留物，子宫复旧不佳。证属气血虚弱，瘀血内阻。治以行气化瘀，调和冲任。方用生化汤加味。当归20g，川芎10g，桃仁10g，干姜炭6g，党参15g，益母草30g，厚朴10g，蒲黄12g，五灵脂10g。每日1剂，分2次水煎服。服2剂后恶露停止，惟感头晕、心悸、乏力，舌淡红，脉虚细。产后冲任受损、气血虚弱。再补气养血、固益冲任。用黄芪30g，党参30g，当归15g。服3剂后诸症减轻，嘱注意饮食调养，随访4个月，月经正常，体质恢复如常。[62]

按：冲为血海，任主胞胎，血流于脏腑，注于冲任，冲任化血为恶露。脏腑气血受病，冲任不调，导致恶露不绝。生化汤方中当归补血活血、化瘀生新，川芎活血行气，桃仁活血化瘀，炮姜入血散寒、温经止痛。诸药合用，能活血化瘀、调和冲任，使瘀血祛、新血生。先用药1~2剂清热祛瘀、缩宫止血，血止后再补冲任。服第1剂药时可出现一时性出血增多，待瘀血排出之后，新血即可内守。活血化瘀及清热解毒药有助于子宫内膜的周期性更新与炎症的消退，能促进子宫平滑肌的收缩，使宫内残留的胎盘、胎膜自动排出，从而起到止血、消炎作用。

五、胎盘植入

胎盘植入是产科少见而危重的一种并发症，可导致病人大出血、休克、子宫穿孔、继发感染，甚至死亡，过去常为了抢救病人的生命而紧急切除子宫。近年来，该病的发病率有上升趋势，为了避免切除子宫的后果，探讨在挽救病人生命的同时，采取保守疗法治疗胎盘植入，有着重要的意义。经临床观察，中西医结合治疗胎盘植入，取得较好疗效。胎盘植入属中医“胞衣不下”、“瘕”、“血证”范畴。正常分娩时，胎儿娩出后，随即娩出胎盘。若分娩后较长时间胎盘不能娩出或不能完全娩出，中医学称为“胞衣不下”，不能娩出的胎盘在产妇体内形成瘀块，因而亦为“瘕”，诊其患者常伴有阴道出血，有时甚至出现大出血，

【病案举例】

患者，女，孕41周在外院分娩，并因产后出血行清宫术。产后51天，出血仍淋漓不断，则来院就诊。妇科检查：子宫较大，轻压痛，外阴及阴道无裂伤出血情况，宫颈口内见淡红色血液，附件正常。B超检查：子宫约7.8cm×5.8cm×5.3cm，内膜较薄，前壁下段见约3.8cm×3.4cm条状强回声并深入肌层。双侧卵巢及输卵管声像图正常。诊断：陈旧性胎盘植入，组织机化。治疗：行清宫术，刮匙搔刮该部位，手感如刮木片一般，未刮出组织物。考虑该残留胎盘组织植入较深并已极化，不能强行搔刮，故拟行周期疗法，乙底酚每晚0.5mg，共服22天，最后7天加服安宫黄体酮，每晚6mg（患者为哺乳期，故乙底酚给小剂

量），以促进内膜生长并使其按时脱落，且可改善子宫肌组织的代谢。月经来潮时给予生化汤合桂枝茯苓汤加味（当归 15g，川芎 9g，赤芍 12g，桃仁 12g，炙草 6g，丹参 15g，桂枝 9g，茯苓 12g，益母草 30g，牡蛎 30g，龟板 30g），每日 1 剂，分 2 次服用。服 12 剂后，出血基本停止，B 超示：子宫前壁肌层强回声缩小为 2.4cm×1.2cm。则继行上述周期疗法，月经复潮时再给予中药口服，用至 6 剂时出血停止，继服 3 剂。再次行 B 超检查：残留组织只剩 0.8cm×0.3cm，子宫大小约 6.3cm×3.8cm×4cm。再次月经来潮时，给予中药口服，并加黄芪 30g，党参 15g，服 6 剂后，出血停止，1 个月后 B 超复查，子宫回声正常，随访至今未见异常。[64]

按：胎盘植入属血瘀滞络。治宜软坚祛瘀，益气通络，生化汤为产后瘀血不下的首选方药，桂枝茯苓汤能够促进子宫收缩，方中牡蛎、龟板可软坚散结，使极化的胎盘组织松懈脱落；黄芪助气以推动气血运行，利于瘀血排出；益母草可增强子宫收缩力，促进胎盘组织的剥落排出。以上诸药合用，可温通血脉，活血祛瘀，软坚散结，有效地松解了残留胎盘组织与子宫壁的粘连，并且促进了其剥脱排出，同时合用周期疗法，达到了祛瘀生新、血得归经的目的。

第七节　妇科杂病

一、葡萄胎

葡萄胎是一种良性的滋养细胞肿瘤，又称“良性葡萄胎”，其特点是绒毛间质水肿变性，形成许多水泡，故又名“水泡状胎块”。在我国公元前即有某妇产子六百的记载，当时称“奇胎，或鬼胎”。

【临床运用】

钱平等[62]对 30 例葡萄胎患者作随机抽样，分为两组。中药组 15 例，对照组 15 例。中药组成：当归 12g，川芎 3g，赤芍 12g，桃仁 10g，天花粉 12g，五灵脂 10g，益母草 30g，蒲黄 10g，川牛膝 12g，蒲公英 12g，甘草 3g，每日 1 剂。结果显示人绒毛促性腺激素转阴较对照组提前 16 天。

【病案举例】

朱某某，女，36 岁。干部。住院号 140916。因停经 3 个月，间歇性阴道流血 5 次，于 1989 年 2 月 17 日入院。患者以往月经正常 4～5 天/26，末次月经 1988 年 10 月 25 日，停经 1 个多月后阴道少量流血 5 次，1989 年 2 月 16 日阴道流血量稍多，未见肉样物流出。无头昏，眼花，无腹痛，纳差，二便尚调，舌淡红、苔薄白，脉沉细。妇查：外阴（-），阴道内有少量暗红色血液，无紫蓝色结节，宫颈光滑，质地、大小均正常，无抬举痛、摇摆痛，宫体如孕4个月大小，质软，双附件（-）。辅助检查血血红蛋白8.5g，尿妊娠（+），B超：葡萄胎，胸片：心肺（-）。分别于2月21日，3月1日清宫2次，病检：（宫腔）水泡状胎块，滋养叶细胞轻、中度增生，以加味生化汤，共服24剂。3月13日尿妊娠浓缩（-），复查B超：子宫大小正常，痊愈出院。[62]

按：葡萄胎一经确诊，应立即清除宫内胎块，同时予以加味生化汤活血行瘀，散结止痛。方中当归、川芎养血行血，桃仁、赤芍、五灵脂、蒲黄、川牛膝、益母草活血行瘀。其中蒲黄、川牛膝、益母草，对子宫均有兴奋作用，促使子宫收缩。天花粉含天花粉蛋白，为中期引产及治疗恶性葡萄胎和绒癌的有效成分。蒲公英清热解毒，甘草能和中止痛，诸药合用，能促使宫腔内瘀浊物排出，使人绒毛膜促性腺激素下降，尿妊娠浓缩转阴。

二、慢性盆腔炎囊性包块

【病案举例】

郝某，女，35岁，2000年3月7日初诊。近2个月来，自觉少腹胀满下坠，腰骶部胀痛，每于经期或劳累后加重，伴肛门坠痛，白带量多，色黄白相兼，周身困乏。B超探及子宫右后8cm×6cm包块，其后壁回声不光整，提示：囊性包块。查舌质暗淡、苔白微腻，脉沉弦。治以活血化瘀，解毒利湿，予生化汤加味。药物组成：当归20g，川芎15g，桃仁15g，炮姜9g，甘草10g，红花12g，益母草15g，三棱9g，莪术9g，炮山甲10g，丹参30g，皂刺15g，土茯苓20g，泽泻15g，桂枝6g，连翘30g，车前子15g。6剂，每剂水煎3次，服用1天半。3月17日二诊：自觉腹坠痛减轻，白带量减少。因患者素有慢性咽炎史，自感咽部不适，如有物阻，咳之有少量白黏痰，大便不利。故上方去桂枝，加桔梗20g，赤芍20g，半夏12g，柴胡12g，橘红15g，大黄6g。8剂，服法同上。3月30日三诊：月经第4天，淋漓量少，伴有乳房胀痛，咽部异物感明显减轻，因在经期，且行经量少，方剂应以活血化瘀立法。处方：当归20g，川芎15g，桃仁15g，炮姜9g，甘草10g，三棱9g，莪术9g，香附12g，丹参20g。2剂，服法同上。4月3日四诊：月经已净。继服二诊方2剂。于2000年4月6日B超提示囊肿已消，继二诊方服用4剂，以巩固疗效。于2000年4月17日再次B超示：子宫附件正常（注：患者前后B超为同一台机器、同一位医师）。回访3年未见复发。[63]

按：该病属中医学小腹痛、带下、月经不调等病范畴。临床上，本病多由堕胎、分娩或手术操作等损伤冲任及胞脉，外邪乘虚而入所致。该病虽形成囊性包块，但不可忽略湿毒之邪，故在用大量活血化瘀药的基础上，加入大量的解毒利湿之品，双管齐下，使湿毒清，瘀血化，病自愈。

三、慢性子宫内膜炎

【病案举例】

1. 刘某某，女，28岁，孕二产一。孕2个多月时因葡萄胎刮宫，刮后阴道流血，时多时少，3个月未止。曾于妇产科行刮宫术，术后阴道流血比月经量多，1周后又行刮宫，阴道流血仍似月经量，伴有腰痛，小腹痛，神疲乏力等。妇检：外阴正常，阴道无紫蓝色结节，宫颈上唇轻度糜烂，大小、质正常，子宫体前倾，稍大，活动，无压痛，左侧穹窿可扪及2.5cm大小的囊性肿物。3个月后诊刮，病理切片结果为慢性子宫内膜炎，服螺旋霉素3天。1周后来我处门诊，阴道仍流血，量不多，腰痛，少腹痛，头痛，舌质正常，苔薄白，脉缓。证属血瘀崩漏，瘀血阻滞，新血不生，以致经血淋漓不尽。法当活血祛瘀止血。用生化汤加味：当归15g，川芎、炮姜、川续断各10g，桃仁6g，甘草3g，乳香9g，田七5g，阿胶12g。服3剂后，患者阴道流血止，少腹痛及腰痛减轻，但下腹坠胀。查舌质红，苔少，脉弦缓。妇检：患者吸气时，宫颈在阴道内2~5cm，其他检查情况如上。诊治：崩漏日久，气虚下陷。经活血祛瘀后，瘀滞稍通，腰腹痛稍减。改用党参、黄芪各30g，当归、生地、枸杞各15g，升麻10g，柴胡、补骨脂各12g，田七、乳香各6g，甘草5g。连服补气养血活血药10剂后，月经来潮，4天干净，经量中等，腰腹痛止，仍有下坠感。1周后复诊：舌质正常，苔少，脉缓。妇检：外阴阴道正常，子宫颈光滑，子宫体平位，大小正常，活动，双侧穹窿阴性。用补中益气汤收功。[64]

2. 杨某某，女，36岁，孕六产一。人工流产后，因患甲亢不能再孕，于1989年2月15日行人工流产及输卵管结扎术，阴道流血持续1个多月，因流血时多时少，曾于4月18日刮宫，病理切片结果为少量脱膜及绒毛，滋养叶细胞。但仍有少量不规则阴道流血，于5月8日住院治疗，未见好转。于6月14日行第三次诊刮。妇检：查子宫前位，增大如妊娠40天大小，宫腔长9cm，右角9cm，左角10.5cm共刮出组织2g，少量刮出物欠新鲜，病理切片结果为变性绒毛及脱膜继发感染。

继用西药抗炎止血，仍有少量不规则阴道流血，色淡红，某医考虑为胎盘植入，子宫肌壁不宜再刮，动员患者行子宫切除，患者不同意手术，乃邀余诊治。诊见：患者疲乏无力，自汗，口干，下肢关节冷痛。腰痛，舌质正常，苔薄白，脉沉细。此乃因气血虚损，宫腔瘀血内阻，致恶露淋漓不绝。用补气养血活血祛瘀法治之。用生化汤加党参、黄芪各30g，熟地、白芍、益母草各15g，乳香6g，田七6g，7剂后阴道流血止，仍疲倦自汗面浮，腰痛，下肢关节冷，口干，惟纳食好转。查舌质正常，苔薄白，脉沉细。继用补血益气活血祛瘀法：党参、黄芪各30g，白术、当归、白芍各15g，川芎10g，茯苓、熟地、阿胶各12g，田七、乳香各6g，甘草5g。共服9剂。7月21日妊娠免疫学试验定量定性阴性。妇查：外阴阴道正常，子宫颈光滑，子宫体前倾稍大，活动，双侧穹窿阴性，未发现阴道有血液，精神好，无不适感。[64]

按：生化汤用于产后恶见不行，腹中疼痛，为祛瘀生新的方剂。本方以当归、川芎行血活本方以当归、川芎行血活血，桃仁祛瘀生新，炮姜温化，甘草和中。加乳香活血止痛、田七祛瘀止血、消肿定痛，加强了生化汤活血祛瘀生新的作用。慢性子宫内膜炎，多由于流产后子宫内膜有部分残存组织，子宫内膜发生炎症，致使部分内膜不能按周期变化，不能修复增生和正常分泌、剥脱，受炎症侵犯的部分内膜因为不易修复，致使宫腔不规则出血。临床上根据生化汤用于产后恶血不净的适应症，再加乳香、田七祛瘀生新，以改善子宫内膜的血液循环，促进局部渗出物的吸收，达到消炎、止血、止痛的作用。

四、癥瘕

【临床运用】

国辕等[65]观察分析70例病人，其中子宫肌瘤24例，子宫肥大症46例，用中药主方：当归24g，川芎15g，益母草30g，桃仁9g，炮姜3g（以出血为主症用黑姜6g），炒芥穗6~9g，炙甘草3g，火煎服，1日1剂。30剂为1疗程。加减：有结节者，加三棱6g，莪术6g，肉桂3g。经期或正出血、且量多时，改用小量生化汤：当归9g，川芎6g，益母草15g、桃仁6g、黑姜6g、炒芥穗9g、炙甘草3g。结果显示，子宫肌瘤24例：治愈8例，治愈率为33.3%，有效者13例，有效率为54.2%，无效3例，为12.5%。子宫肥大症46例：治愈25例，治愈率为54.4%，有效18例，有效率为39.1%，无效3例，为6.5%。

【病案举例】

某女，29 岁，工人。患者腹痛 3 天，伴发热。下腹部拒按、连及少腹，带下增多，色淡黄。B 超检查示：盆腔见 5.2cm×3cm 囊性包块。随即转某医院住院治疗。1 周后热退，腹痛未减。B 超复查示：盆腔包块 9.2cm×6cm。院方建议手术治疗，因患者惧怕手术，转诊中医治疗。诊见：患者急性面容，面色无华，消瘦，伴神倦头晕，腹痛拒按，舌偏红、有碎裂纹、苔黄而干，脉细数。证属热郁血瘀。治以活血祛瘀，清热解毒。处方：当归、川芎、大黄、生甘草各 9g，赤芍、桃仁各 20g，土茯苓、败酱草各 3g。浓煎 120ml，保留灌肠，连用 7 天为 1 疗程。治疗 1 疗程，复查 B 超示：盆腔包块 6cm×5cm。续用 1 疗程，诸症未复作，B 超复查包块消失。后以生化丸（成药）、六味地黄丸善后而愈。[3]

按：患者素体偏弱，阴血不足，复感热邪，热郁血瘀，蕴结下焦。故以生化汤去炮姜，化瘀血又助生新血；合大黄、赤芍清热逐瘀；败酱草、土茯苓清热解毒。保留灌肠方法给药，使药力直达病所而收功。

五、外阴营养不良症

【临床运用】

陈氏等[70]用当归补血汤合生化汤外治 32 例，年龄 18～56 岁，平均 32.5 岁：病程 3 个月~6 年，平均 1.5 年，结果痊愈 7 例，占 21.9%；有效 16 例，占 50%；无效 9 例，占 28.1%；总有效率为 71.9%。

按：外阴营养不良症是妇科常见的多发的慢性病，各个年龄的妇女都可患此病，其中尤以育龄妇女最多见，发病机制仍在探索中。中医认为肝气畅达，血脉流通，脾胃长养，生化有源，精盛血盈，冲盛任通，则阴户荣润，生机旺盛。若肝郁气滞，疏泄失职，气血失阻，血瘀不行，久而化热，下乘外阴而瘙痒；或素体脾虚，化源不足，运化无力，水湿内停，壅阻阴户而增厚作痛；或肾气内虚，阳气虚亏，阴血耗竭，经脉滞阻，冲任不足，外阴失养而变白、干枯、变硬、萎缩。治当补气生血，活血通络，散结化瘀。方选当归补血汤合生化汤，方中黄芪补中益气，资助化源，化生气血，扶正培本；当归补益精血，柔肝补肾，气旺血生，冲任盛通，二药配伍，补中有通，相得益彰，共为君药。臣以川芎疏肝行气，调养肝血，祛风燥湿，活血化瘀；桃仁通经活络，破血散结，使君药阳生阴长，行气活血，祛瘀生新之力更著；生姜调和营卫，健脾和胃，且善走血分，温通血脉；甘草补益心脾，清热解毒，调和药性为佐使药。诸药相配，达到平补肝肾兼健脾和胃，益气扶正兼活血祛瘀之目的。通过局部熏洗，使药物直接接触病变部位，药物停留时间长，药物浓度高，以充分发挥药效。

第三章 男科疾病

第一节 阳 痿

阳痿为男子性功能障碍中的常见病，它是指在有性欲要求时，阴茎不能勃起或勃起不坚，或者虽然有勃起且有一定程度的硬度，但不能保持足够时间的性交，因而妨碍性交或不能完成性交。中医认为阳痿是指青壮年男子，由于虚损、惊恐或湿热等原因，致使宗筋驰纵，引起阴茎痿软不举，或临房举而不坚的病证。《灵枢·邪气脏腑病形》称阳痿为“阴痿”，《灵枢·经筋》称为“阴器不用”，在《素问·痿论》中又称为：“宗筋驰纵”和“筋痿”。《太平惠民和剂局方》称为“阳事不举”。《景岳全书·阳痿》说“阴痿者，阳不举也”，指出阴痿即是阳痿。

【病案举例】

黄某，男，38 岁，阳痿 2 年半。于 1997 年 12 月 17 日初诊。患者 1995 年 3 月结婚，婚后同房阴茎不能勃起。于某市医院查血浆睾酮为 23. 26nmol/L，某省某大医院行海绵体造影术，诊断为血管性阳痿，不愿手术，要求中药治疗。初诊时患者虽有性欲，但阴茎完全不能勃起，舌暗红，苔白腻，脉弦。诊为阴寒凝滞，血脉不畅，给予生化汤加减。处方：黄芪 45g、当归 25g、桃仁 9g、川芎 10g、炮姜 9g、肉桂 3g、通草 9g、生甘草 6g、淫羊藿 9g。患者坚持服 17 剂，性交时阴茎可勃起，但欠坚硬，持续时间较短，守上方服 40 剂，阴茎勃起坚硬，性生活正常。[10]

按：生化汤原为治疗妇女产后血虚受寒，恶露不行，小腹冷痛而设。本例患者中医辨证为肾虚，寒凝血瘀，方以生化汤加味。方中当归、黄芪补气养血，化生精气，川芎、桃仁、炮姜、通草散寒通脉，以肉桂激发肾中精气，标本兼治，收效较好。

第二节 前列腺增生

前列腺增生，又称前列腺肥大，是一种老年男性常见的前列腺疾病，随着年龄的增长，前列腺增生发病率逐渐增高。这主要是因为老年男性的雄性激素分泌随着年龄而改变，导致前列腺腺体增大，而压迫后尿道和膀胱颈口，使膀胱内的尿液排出受阻，引起泌尿系统的一系列病变。属中医“癃闭”范畴，其病多因老年肾之气阴渐亏，气血运行无力以致气滞血瘀蓄积于膀胱下而不行，积久渐大坚硬难消致成癥结之证。

【临床应用】

方氏[11]用右归饮合生化汤加减治疗肾阳不足为典型临床表现的前列腺增生症50例，治愈13例，显24效例，获得较满意的疗效。

【病案举例】

孙某，男，61岁，教师。1994年1月18日初诊，自述患前列腺增生症3年，自入冬2个月来夜间小便增多，甚则不能自控。经西医检查并做B超示：前列腺增生。口服西药（药物不详）2周疗效不明显。今面色㿠白，形寒肢冷，腰酸膝冷，食欲欠佳，舌淡苔白脉沉细弱，直肠指检示：前列腺增大，边缘清楚，中等硬度。中央沟消失。证属肾虚阳衰、瘀血阻滞。治予温阳补肾、化瘀散结。予右归饮合生化汤加减组成基本方加味淫羊藿、山萸肉、川芎、桃仁、泽兰各10g，当归、枸杞子各15g，黄芪、熟附片各12g，炮姜、肉桂、熟地、鳖甲各9g，昆布、海藻各30g。服药8剂，诸症明显减轻，再服原方10剂后告愈。随访半年，病情稳定。[11]

按：针对病因所在于临床治疗时始终抓住肾阳不足、瘀血阻滞，这一基本矛盾，标本兼顾、遣方用药。故所拟方剂右归饮合生化汤治疗。右归饮温阳补肾，乃治先天之本；生化汤活血化瘀，温经通阳以削症结之标；多伍以泽兰增强祛瘀散结之功，且不伤正气；淫羊藿能温肾壮阳；鳖甲、昆布、海藻具有滋阴、软坚散结作用，从而收到较好的临床疗效。

第四章

皮肤科疾病

老年性瘙痒症

一到冬季，不少老年人夜晚脱衣上床时，身上的皮肤就会痒起来，且越搔越痒，越痒越挠，直至被抓破或掐痛，才能稍稍止痒而入睡。这就是老年皮肤瘙痒症，是一种与季节、天气、冷热变化和机体代谢的变化有密切关系的皮肤病。老年皮肤瘙痒症在我国老年人口中，患病率达10%以上，这种病多见于60岁以上的老年人。因为老年人一般都皮肤萎缩、变薄、汗少、干燥，又缺乏皮脂润滑，而且易受周围环境冷热变化的刺激，诱发瘙痒。典型的症状是小腿发痒，逐渐蔓延到大腿，甚至周身。每当就寝前，脱掉衣裤时，温暖的身体受到室内较凉的空气刺激，便立即诱发皮肤发痒。西医学认为，由于冬季气候寒冷干燥，人体皮肤也变得干涩粗糙，甚至表皮脱落，使皮内神经末梢更容易受到刺激而发痒。由于老年人皮肤腺体分泌机能减退，所以一到冬季就容易发病。本病在中医学属“痒症”、“阴痒”、“风瘙痒”范畴，病因大都由湿热蕴于肌肤，或血虚肝旺、生风生燥、肌肤失养或肝胆湿热下注，或感染滴虫毒邪，或病久脾虚、肝肾不足，或冲任不调、兼因湿热内蕴所致。

【病案举例】

周某，男，64岁。1992年8月20日初诊。患者自述老年性瘙痒症2年，初起下肢轻度瘙痒，逐渐延至周身。气候寒冷、冒风、夜间加重。常服息斯敏，并叠进中药清热祛风止痒之消风汤、防风通圣汤，寸无效验。刻诊：周身瘙痒无度，彻夜难寐，抓痕累累，皮肤干燥脱屑，色暗少泽，胸闷烦躁，口淡不渴，大便干，小便正常，舌质紫暗有瘀点，苔薄白，脉弦涩。辨证乃由年老气血虚弱致血行不畅，营卫失调，脉络瘀阻，血燥生风所致。根据“治风先治血，血行风自灭”的原则，方用生化汤合桂枝汤加减：当归20g，桃仁12g，炮姜5g，桂枝12g，白芍药12g，何首乌15g，乌梢蛇15g，益母草12g，大黄3g，炙甘草6g，生姜3g，大枣5枚。水煎服，每日1剂。药进7剂，患者神态俱佳，痒除寐安。又进7剂，诸症全平。[5]

第五章 其　他

脱　发

【病案举例】

范某，女，31 岁。1993 年 2 月 15 日初诊。患者病由 1987 年 8 月分娩后，恶露不绝，迁延日久，失血过多。恶露愈后出现头发逐渐干枯，发黄无泽，且脱落稀疏，伴周身乏力，心烦难寐。经补肾益督之剂治疗后，黄发转黑，并有少量新发生长。时至 1992 年秋季，突然头面痒甚，头发脱落更剧。梳头时或晨早起床，皆成撮脱落，最后发展成片秃而无发。患者再用补肾益督、养血生发之剂，结合内服胱胺酸、维生素 E，外涂“101 毛发再生精”，其病毫无转机，且有加重之势。刻诊：形神倦怠，烦躁易怒，眩晕心悸，面色暗少泽，头部时觉痒痛。舌质暗有瘀点，苔薄白，脉涩。此乃“产后多瘀”、“久病多虚”所致，亦即王清任《医林改错》中所说：“皮里内外血瘀，阻塞血络，新血不能养发，故而落发。”治宜先通窍活血，涤除浊阻，使精血上达以盈毛窍，后以补肾填精，养血生发扶其本。遂用生化汤加减：当归 20g，川芎 10g，桃仁 10g，何首乌 20g，石菖蒲 10g，桑叶 10g，桑椹子 20g，荷叶 6g，鸡血藤 15g，葱白 1 节，炙甘草 6g。水煎服，每日 1 剂。患者药进 10 剂后，诸症好转，脱发减少，无成撮头发脱落。效不更方，续服 10 剂，脱发基本停止，头发脱落处有少量新发生长。遂加益肾填精养血之品：鹿角胶 12，阿胶珠 15g，黑芝麻 12g，枸杞子 20g。连服 30 余剂，患者形神俱佳，头发脱落处长出亮泽黑发。脱发顽疾，从此而愈。[5]

参考文献

[1] 姜洪玉，李莉莎．生化汤临床应用举隅．陕西中医，2003，24（3）：270.

[2] 王国强，贾东强．真武汤合生化汤加减治疗溃疡性结肠炎 36 例．浙江中医杂志，1999（11）：472.

[3] 周叔平．生化汤新用．新中医，2005，37（1）82.

[4] 刘仁人．生化汤在内科病症中的应用．江西中医学院学报，14（3）：34.
[5] 胡泓，刘统峰．生化汤临床新用举隅．河北中医，2003，25（7）：517.
[6] 张志圣，赵竟成．柴胡生化汤治疗胆囊炎胆石症合并早产．福建中医药，1986，3（2）：43－44.
[7] 蒋浩清．生化汤治验4则．新中医，1997，29（6）：49.
[8] 孙有吉．生化汤加减治疗男性急性尿潴留．海南医学，1998，4：278.
[9] 赵长甲，赵长洁，李飕松．生化汤新用二则，四川中医，1990，4（1）：10－11.
[10] 谢乐，康双琴．生化汤治疗阳痿1例报道．黑龙江中医药，2002，3：47.
[11] 方力．右归饮合生化汤治疗前列腺增生症50例．浙江中医杂志．1996，2（2）：78.
[12] 蒋丛玉．生化汤加味治疗原发性痛经100例报告．贵阳中医学院学报，2007，29（1）：31.
[13] 殷振海．“肉桂生化汤”治疗痛经81例临床观察．江苏中医药，2005，26（5）：27.
[14] 郑素英．加味生化汤配合654－2片治疗原发性痛经68例．陕西中医，2004，25（11）：964－965.
[15] 黄育平．生化汤新用．河南中医，2004，24（3）：71.
[16] 冯廷义．生化汤在妇科杂病中的应用体会．甘肃中医学院学报，2007，24（3）：32－33.
[17] 彭宪镇，宋程辉，孔德贵，王云．生化汤加减治疗崩漏34例．中医研究，2000，13（5）．
[18] 顾亚平．生化汤加味治疗崩漏62例，辽宁中医药大学学报，2006，8（6）．
[19] 张美茹．苍附导痰丸合并生化汤治疗抗精神病药引起的闭经．天津中医，2001，18（1）：47.
[20] 黄晓君，郑文兰．生化汤加减治疗月经不调的临床体会．云南中医中药杂志，2006，27（2）．
[21] 张亚娟，张海萍．生化汤加味治疗宫内节育器所致异常流血45例．中医药学刊，2005，23（5）．
[22] 桑芬兰．生化汤加味治疗放环后经血淋漓临床体会．山西医药杂志，2004，33（9）．
[23] 张运烽．运用冲任理论治疗放环后月经失调．青海医学院学报，1996，17（2）．
[24] 沈开金．生化汤加味治疗陈旧性宫外孕36例．安徽中医学院学报，2000，19（1）．
[25] 杨育同．生化汤加味治疗妇科杂病3则．山西中医，2000，16（4）：51
[26] 林洁，李克湘，张烨．通乳汤合生化汤治疗产后气血虚弱型缺乳临床观察．湖南中医学院学报，1998，18（3）：35.
[27] 王春芳，张淑杰，刘玉芝．加味生化汤回乳213例．四川中医，2002，20

(6): 52.

[28] 张美阁．生化汤加减治疗产后尿潴留临床观察．四川中医，2001，19 (8): 54.

[29] 安莲英．加味生化汤治疗产后尿潴留30例．四川中医，2008，26（5）.

[30] 何翰忠，等．益母生化汤治疗产后尿潴留70例．新中医，2007，39（4）.

[31] 韩新华，王晓斌．生化汤加减治疗产褥热32例临床观察．湖北省卫生职上医学院学报，2000，3.

[32] 王子玲．生化汤治疗产后发热48例．河南中医，2006，26（3）.

[33] 王晓元．加味生化汤治疗产后咳嗽54例．陕西中医，1998，19（6）.

[34] 陈玉安，陈凤霞．生化汤加减为主治疗产后眼外肌麻痹1例．中国中医眼科杂志，1995，5（2）.

[35] 贾金英，陈少禹．生化汤加味治疗产后痹证128例临床总结．中医正骨，1999，9.

[36] 严宇仙，生化汤加味治疗流产后身痛76例．中国中医药科技，2008，15 (3).

[37] 谢慧明，刘丰兰．小柴胡合生化汤加减治产后杂病．江西中医药，2005，36 (275).

[38] 徐广益，王焕龙，刘景荣．生化汤加减治疗产后腹痛72例．中西医结合实用临床急救. 1997，4（4）: 38-39.

[39] 冯廷义．生化汤在妇科杂病中的应用体会．甘肃中医学院学报，2007，24 (3): 32.

[40] 秦秀萍．生化汤加味预防产后大便难．实用中医内科杂志，2005，19（1）.

[41] 高正昌，马文元．败胃冲血一例治验．甘肃中医，1994，7（2）.

[42] 杨文斌，陈莹，王昕．益气生化汤治疗产后子宫复旧不全48例．辽宁中医杂志，2005，32（1）.

[43] 叶宇齐，姚红梅，邢玉霞．生化汤加味促进产后子宫缩复465例．辽宁中医杂志，2005，32（9）.

[44] 刘燕，欧阳复玲．生化汤加味治疗剖宫产术后血瘀型恶露不绝63例．陕西中医，2004，25（1）.

[45] 陈思妤，张桂珍．加味生化汤治疗产后恶露不绝53例临床观察．国际医药卫生导报，2004，10（18）.

[46] 丁素娟．中西医结合治疗剖宫产术后下肢静脉血栓37例．现代医药卫生，2006，22（22）.

[47] 于先美，李建霞．加味生化汤治疗输卵管梗阻不孕症60例．河北中西医结合杂志，1998，7（2）.

[48] 杨育同．加味生化汤治疗妇科杂病体会．山西中医学院学报，2006，7（4）.

[49] 黄淑梅．药物流产配合加味"生化汤"终止早孕106例临床观察．甘肃中医，2005，18（1）.

[50] 左蔚，季建华，王连明，陈红锦．加味生化汤强化药物流产 50 例．中国民间疗法，2005，13（6）．

[51] 欧阳平中，张飞飞，曾艳．生化汤在药物流产术中的应用．现代中西医结合杂志，2007，16.

[52] 王铭，刘克，李洋，李连军，李晶．加味生化汤在药物中期妊娠引产中的应用．泰山医学院学报，2005，26（4）．

[53] 杨文．生化汤辅助药物流产 130 例分析．中国误诊学杂志，2008，8（1）．

[54] 周秋娥．生化汤合利凡诺用于中期妊娠引产 68 例临床观察．现代中医药，2003，2.

[55] 王秦川．中孕引产术后应用加味生化汤疗效观察．实用中医药杂志，2007，23（1）．

[56] 白雅玲．加味生化汤治疗药物流产后蜕膜残留出血效果观察．亚太传统医药，2007，3（8）．

[57] 卢乔，邢南．生化汤联合安宫黄体酮治疗药物流产后蜕膜残留 105 例．中国明间疗法，2007，15（3）．

[58] 刘胜霞，吴林鹏．马齿苋配合生化汤治疗药物流产不全 82 例．河北中医，2004，26（8）．

[59] 李丽，黎迎，指导：孙维峰．生化汤加味治疗不全流产疗效观察．中国中医急症，2007，16（3）．

[60] 丁舒．益母生化汤对药流不全的治疗作用．中国中医药杂志，2007，19（2）．

[61] 刘玉兰．生化汤加减治疗人流后闭经．湖南中医杂志，1997，13（2）．

[62] 尹万琼，曾建军．生化汤加味治疗引产后恶露不绝 38 例．实用中医药杂志，2008，24（4）．

[63] 彭宝珍．生化汤加味治疗恶露不绝 29 例．河南中医，2006，26（2）．

[64] 武青萍．生化汤联合周期疗法治愈胎盘植入 1 例报告．山西中药杂志，2003，13（5）．

[65] 邓晓燕，刘云鹏．妙用益母生化汤治疗人流术后 β－绒毛膜促性腺激素持续不降．湖北中医杂志，2008，30（8）．

[66] 钱平，汪淑惠，王葫莎．加味生化汤促使葡萄胎患者 HAG 转阴 30 例临床观察．湖南中医杂志，1989，8.

[67] 杨育同．加味生化汤治疗妇科杂病体会．山西中医学院学报，2006，7（4）．

[68] 刘芳荣．生化汤加味治疗慢性宫内膜炎的体会．四川中医，1996，14（7）．

[69] 国辕，张玉芬，徐润英，阎培桂．加味生化汤治疗子宫肌瘤及子宫肥大症 70 例临床分析．山西医药杂志，1980，9（6）．

[70] 陈丽星，张雪萍，陈飞，南致，康松泉，旁康萍．中药熏洗治疗外阴营养不良症 32 例．中医外治杂志，1996，4.

下篇

实验研究

第一章

生化汤制剂研究

生化汤出自《傅青主女科》，由全当归、川芎、桃仁、炮姜、炙甘草组成，是傅青主用于治疗产后血虚的代表方剂，具有养血化瘀、温经止痛的功效。原方为汤剂，煎煮费时，服用不便，稳定性差，故改成颗粒剂。生化汤原方中用黄酒、童便各半煎服。而现代用法是用水煎服或酌加黄酒同煎。

江西中医学院汪国华、张文惠为将生化汤剂改成颗粒剂，采用比较试验及正交试验法，以总固体物得率、阿魏酸含量、挥发油提取率为考察指标，对提取工艺进行优选试验，得到最佳提取工艺参数。实验结果显示，以70%乙醇为溶剂，以渗漉法提取总固体物和阿魏酸较为合理。当归、川芎因含挥发油，应以粉碎度20目，加12倍水浸泡1小时，蒸馏3小时，挥发油提取率最高。且以干浸膏粉：微晶纤维素：淀粉（1：0.3：0.2）的比例，用70%乙醇作润湿剂，可获得质量良好的颗粒。其粒度均匀，硬度、溶化性好且不易吸湿。

除此之外，还有配方免煎颗粒。中药配方颗粒是以单味中药饮片为原料，经现代工艺提取、减压浓缩、喷雾干燥、制粒等工序精制而成的一种粉末或颗粒状制剂，供中医临床配方时使用。它既保持了汤剂吸收快、显效迅速的特点，又克服了汤剂服用前临时煎煮，久置易霉败变质的特点，还可掩盖某些中药的苦味。

生化汤除颗粒剂外，现代剂型还有口服液。王祥，康传贞等将处方中的味中药粉碎为最粗粉，加水煎煮2次，煎煮时间分别为2小时、1.5小时合并煎煮液，过滤，滤液减压浓缩至相对浓度1：1，冷至室温，加乙醇使含醇量约60%，静止24小时。取上清液回收乙醇至无醇味，冷藏，滤过。另取蔗糖、红糖溶解，煮沸滤过，合并两滤液，加入黄酒、苯甲酸钠，滤过，加水至1000ml，搅匀，分装，灭菌即得。本品为深棕红色液体，味香甜。

第二章

药 理 研 究

第一节 生化汤各组成中药的药理研究

一、全当归

（一）增加心脏血液供应、降低心肌耗氧量、保护心肌细胞

当归有增加心脏血液供应、降低心肌耗氧量的作用，近年来研究发现有保护心肌细胞的作用。陈家畅等利用培养心肌细胞可以模拟缺糖缺氧的方法，研究了当归对培养心肌细胞缺氧性损伤保护作用，认为其机制可能是稳定缺糖缺氧心肌细胞膜，通过稳定的心肌细胞膜，保护线粒体及溶酶体的功能，增加抗缺氧的能力，从而保护心肌细胞，减轻细胞损伤程度。此外，当归还能使心肌细胞团减慢搏动频率，降低耗氧量，减轻心肌损伤，对心肌细胞缺氧性损伤有保护作用。又通过实验观察，结果发现缺糖缺氧加中药当归培养的心肌细胞与正常的有糖有氧组细胞比较，有部分线粒体轻度肿胀，但不形成空泡，较无糖无氧组心肌细胞超微结构变化甚少。当归注射液、当归素对家兔、大鼠实验性心肌缺血再灌注时心功能降低及心肌细胞损伤有明显保护作用[1]。

（二）抗心律失常

当归醇提取及阿魏酸钠注射液能使羊角拗苷及哇巴因中毒所致的心律异常校为正常节律，同时当归对大鼠心肌缺血再灌注的心律失常也有保护作用。当归粉可降低 C/P 值，对实验性动脉粥样硬化病变具有一定的保护作用。用监测麻醉犬的体表心电图或心外膜心电图和心肌标本染色法，观察到当归注射液在静脉点滴后能缩小心肌梗死范围。

实验表明，当归粉 1.5g/kg 口服，对大鼠及家兔实验性高血脂症有降血脂作用，其降血脂作用不是阻碍胆固醇的吸收所致。含 5% 当归粉的食物及相当于此量的当归油及其提取物，对实验性动脉硬化大鼠病变主动脉有一定的保护作用。当归及其成分阿魏酸的抗氧化和自由基清除

作用对血管壁来说，具有保护内膜不受损伤的作用，使脂质在动脉壁的进入和移出保持动态平衡，也不利于血小板黏附和聚集于血管壁上；其降胆固醇作用可抑制脂质沉积于血管壁；其抗血小板功能作用又可阻上附壁血栓形成，当归及其成分阿魏酸的这三种药理作用互相协调，能产生抗动脉粥样硬化的作用。血管平滑肌细胞的增殖是动脉粥样硬化形成的关键因素，近来研究发现，氧自由基能明显增强血管平滑肌细胞的sis 基因表达，促使血管平滑肌细胞增殖。当归提取液可能通过增加超氧化物歧化酶活性，降低脂质过氧化物水平，升高 PGI_2、cAMP 水平，从而抑制血管平滑肌细胞增殖，改善动脉粥样硬化[2]。

（三）对造血系统的作用

当归的补血作用可能与其促进造血功能有关。当归多糖能促进血红蛋白及红细胞的生成，其主要成分当归多糖对苯肼和 $^{60}CO\gamma$ 射线辐射所致骨髓抑制－贫血小鼠的红细胞、血红蛋白、白细胞和股骨有核细胞数的恢复均有显著促进作用。当归多糖对多能造血干细胞增殖有显著刺激作用，并能促进红细胞分化。用小鼠体内扩散盒法证明当归多糖对小鼠粒、单系祖细胞和晚期红系祖细胞的产率均有明显增高作用，而当归水溶液无类似作用。并证明当归多糖必须在体内才能表现出明显的刺激单造血祖细胞增殖和分化作用；而在制备小鼠肌浸液和腹腔巨嗜细胞培养上清液时，体外培养体系中加入当归多糖则未见明显效果。认为当归多糖似乎不是直接的，而足通过第三者间接作用于小鼠肌肉组织细胞和腹腔巨嗜细胞，进而引起集落刺激因子活性的增强[3~5]。王亚平等研究提示，当归多糖可能通过诱导造血微环境的成纤维细胞分泌某些造血生长因子，从而促进造血细胞增殖分化[6]。

（四）对血液系统的作用

抗血小板聚集作用：当归水煎剂能抑制胶原和二磷酸腺苷诱导的大鼠血小板聚集，特别是对胶原诱导的血小板聚集有较强的抑制作用，对花生四烯酸诱导的家兔血小板聚集的强弱顺序为正丁烯基苯酞 > 藁本内酯 > 阿魏酸。5－羟基呋喃甲醛为当归水浸膏提取物中的一个成分，对胶原诱导的血小板聚集亦有抑制作用[7]。

促进血浆纤维蛋白溶解活性作用：给大鼠一次注射当归后，血浆优球蛋白溶解时间缩短，纤维蛋白原含量下降，结果表明当归可促进纤溶过程。当归有明显抗血栓作用，可使血栓形成时间延长，血栓长度及重量减少，凝血酶原时间延长，血浆纤维蛋白原减少。

（五）对免疫功能的影响

当归及其多种活性成分对机体免疫功能有促进作用。当归多糖能显著提高单核吞噬细胞系统的吞噬功能，对皮质激素所致的免疫抑制有增强作用，可明显增强小鼠对牛血清蛋白诱导的迟发型超敏反应性，减轻强的松龙引起的免疫抑制，并能颉颃强的松龙引起的外周血白细胞减少。当归热水提取物的非透析部分使抗体细胞数目明显增加，是多元性系β细胞活化剂，在抗体产生系统起着佐剂的作用。当归注射液能拮抗环磷酰胺对小鼠巨嗜细胞肌血球的抑制作用，激活淋巴细胞产生抗体，使小鼠血清溶菌酶含量升高。当归总酸对特异性抗体的产生有促进作用，中性油则明显抑制抗体的产生，当归根提取液可使日本血吸虫感染小鼠肝组织内特异性抗体水平明显升高，并使虫卵肉芽肿病变减弱，而且还能使血卵抗原水平降低[8]。当归及其成份阿魏酸可轻微活化小鼠脾淋巴细胞，促进脾淋巴细胞的增殖，亦可明显促进 ConA 诱导的小鼠脾淋巴细胞的 DNA 和蛋白质的合成，对白细胞介素 -2 的产生也有增强作用[9]。

当归对细胞的再生以及染色体的修复有促进作用。文献报道，当归对辐射损伤后的卵巢组织一方面具有保护作用，另一方面可促进卵泡细胞的增殖与分化。同时当归还可促进和加速由于辐射引起的 DNA 合成抑制过程的恢复，或解除由辐射引起的物质代谢障碍[10]。

当归能保护机体免受由环磷酰胺所诱导的突变[11]。当归醇沉物具有激活 B 淋巴细胞并使之分化为抗体分泌细胞的作用，对 ConA 活化的小鼠脾及胸腺 T 淋巴细胞也有促进增殖作用，此外，该醇沉物单独对未经活化的小鼠胸腺淋巴细胞有活化和促进增殖作用，且存在量 - 效关系[12]。当归多糖可使免疫 Balb/c 小鼠血液和胸腺中环磷酸鸟苷含量增加，对环磷酸腺苷含量有降低作用，对脾脏中环磷酸鸟苷和环磷酸腺苷含量均有增加作用[13]。

当归内酯是最近从当归中经化学分离、提取及精制得到的药用有效部分。研究结果表明，当归内酯可剂量依赖性地促进正常小鼠及 S_{180} 荷瘤小鼠混合淋巴细胞培养反应，调节 T 淋巴细胞亚群，增加 $L_3T_4^+$ 及 Lyt_2^+ 细胞数量，增强细胞毒 T 细胞活性。当归内酯经体外实验，对化学因素如免疫抑制剂及抗肿瘤药物引发的混合淋巴反应的免疫抑制状态均有明显的恢复作用，并促进其增殖，以产生功能颉颃作用[14,15]。

（六）对物质代谢的作用

用对流免疫电泳法、同位素示踪法和电子显微镜等先进技术观察体外培养肝细胞蛋白质的含量及细胞亚显微结构的变化证明，当归使体外培养肝细胞蛋白质的含量增加；肝细胞浆内分泌泡增多，张力原纤维明显增多加粗，细胞核仁数量与体积增多增大；并对 DNA、RNA 的合成有促进作用。从形态和功能两方面表明当归能促进肝细胞合成蛋白质。当归可明显促进 ConA 活化的脾淋巴细胞 DNA 和蛋白质的生物合成，对白介素 -2 的产生也有明显增强作用[16]。

（七）对子宫平滑肌的作用

当归含兴奋子宫和抑制子宫两种成分：抑制成分主要为精油，兴奋成分为水溶性或醇溶性的非挥发性物质。中药当归精油抑制子宫平滑肌的有效成份可能是藁苯内酯。当归精油能抑制离体兔、大鼠、狗子宫平滑肌的自主收缩，能对抗乙酰胆碱引起的兴奋，也能部分地对抗肾上腺素引起的收缩[17]。当归水煎液对离体小鼠子宫有兴奋作用，这与当归对子宫组织胺受体的兴奋作用有关，但与子宫肌上前列腺素合成酶无关[18]。

（八）抗辐射损伤作用

当归多糖对小鼠急性放射病有保护作用，预防性给予当归多糖对受照小鼠的造血组织有一定的辐射防护作用，可显著促进骨髓和脾脏造血功能恢复，提高骨髓有核细胞计数，并能促进多能造血干细胞和培养基集落形成单位的恢复，能防止胸腺继发性萎缩，并能提高照射小鼠 30 天存活率。当归多糖对受照小鼠的造血细胞只有辐射防护作用。对 $^{60}Co-\gamma$ 辐射损伤的小鼠卵巢能显著提前恢复期，用药雌鼠于照射后第 30 天与具有生殖能力的雄性小鼠交配仍有 80% 能生育[19]。

（九）保肝作用

当归对 CCl_4 引起的肝损伤具有保护作用。当归能防止 D - 氨基半乳糖引起的大鼠肝糖元减少，能保护肝细胞 ATP 酸，葡萄糖 6 磷酸酶、5 - 核苷酸和琥珀酸脱氢酶的活性，其对正常小鼠谷丙转氧酶活性并无直接抑制作用，但对四氯化碳跳肝损伤小鼠的高谷丙转氧酶值有明显颉颃作用，使小鼠细胞 P - 450 含量明显增加，有助于提高肝脏对毒物的生物转化和排泄机能[20]。当归注射液对肝硬化患者的脂质过氧化物、腺苷脱氨酶和门冬氨酸氨基转移酶有明显降低作用、提示当归是通过抑制氧自由基所引起的脂质过氧化作用而减轻肝硬化细胞的损伤，对肝硬化患者的肝细胞具有明显的保护作用。但当归使凝血酶原时间延长，有可能使肝硬化患者出现凝血功能紊乱[21]。

（十）保肝作用

1. 平喘作用　当归成份正丁烯内酯和藁苯内酯具有支气管平滑肌松弛作用，并能对抗组胺、乙酰胆碱引起的支气管哮喘。

2. 对肺循环的作用　对由低氧和高二氧化碳引起肺动脉压升高的大鼠静脉注射当归提取液后，升高肺动脉压作用减弱，而用心得安阻断 β - 受体，当归缓解肺动脉压升高作用消失，提示该作用可能通过兴奋 β - 受体起作用。

3. 对肺部的保护作用　当归可扩张大鼠肺动脉，降低急性缺氧性肺动脉高压，对继发于慢性阻塞性肺病的肺动脉高压也有一定的降低作用[22]。利用博来霉素致大鼠肺损伤模型，观察到当归可明显减轻肺泡炎的严重程度，降低肺湿重/体重比，清除自由基、阻断自由基反应，这可能是当归对博来霉素致肺损伤的重要保护机制[23]。自由基对肺纤维化有重要影响，而当归具有较强的抗自由基作用，给肺纤维化模型大鼠腹腔注射当归提取液后，病理切片结果显示，当归治疗后肺间质纤维化明显减轻[24]。

（十一）抗炎和镇痛作用

当归对多种致炎剂引起的急性毛细血管通透性增加、组织水肿及慢性炎症损伤均有显著抑制作用，且能抑制炎症后期肉芽组织增生，但不影响肾上腺及胸腺的重量，提示其抗炎作用不依赖于垂体—肾上腺系统。当归降低炎性组织中 PGF_2 的含量，但对组织胺引起的毛细血管通透性增高无显著抑制作用。当归对补体旁路溶血活性具有明显抑制作用，但不影响补体经典途径溶血活性[25]。当归 8g/kg 灌胃对豚鼠 Forssman 皮肤血管炎及大鼠反向皮肤过敏反应具有显著的抑制作用，且能明显抑制大鼠波动 Arthus 反应，提示当归对Ⅱ、Ⅲ型变态反应炎症也有抑制作用。

当归水提物对腹腔注射醋酸引起的扭体反应表现出镇痛作用，其镇痛作用强度是阿司匹林的 1.7 倍。有报告认为胆碱为其镇痛的一个成分[26~27]。

（十二）抗肿瘤作用

当归多糖能抑制黄曲霉素 B_1 的致肝癌作用。

(十三) 清除氧自由基和抗脂质过氧化作用

当归水提物能抑制化学发光体系，具有清除氧自由基的作用。当归炮制品可清除次黄嘌呤－黄嘌呤氧化酶系统产生的氧自由基和 Fenton 反应生成的羟自由基，并能抑制氧自由基发生系统诱导的小鼠肝匀浆上清液脂质过氧化作用[28]。

此外，阿魏酸能减少超氧自由基和过氧化氢引起的膜脂质过氧化反应，降低丙二醛的生成，能明显降低羟自由基及丙二醛的溶血作用。其机制是阿魏酸钠不仅可直接对抗过氧化氢和羟自由基，使之生成减少，而且还能与膜磷脂酰乙醇胺结合，使之不受自由基的侵袭。

二、川芎

(一) 对心肌细胞的作用

川芎的化学成分川芎嗪、香兰素、大黄酚均可作用于心肌细胞膜受体，其中川芎嗪有可能作用于 α 受体，香兰素有可能作用于 β_1 受体（张延妮，2004）。

脂多糖可促进早期反应基因表达环氧化酶－2 等，引发一系列炎症介质产生。川芎嗪对脂多糖刺激的环氧化酶－2mRNA 和蛋白表达有明显的抑制作用，但对环氧化酶－2 的活性却无影响，提示川芎嗪从基因表达水平抑制环氧化酶－2，可能是通过阻断脂多糖的信号传导而发挥作用，从而颉颃脂多糖诱导的乳鼠心肌细胞凋亡[29]。

血管紧张素Ⅱ对心肌细胞是一重要促肥厚因子，川芎嗪可抑制血管紧张素Ⅱ对胚胎期心肌细胞心房钠尿肽和 β－肌动蛋白的表达，减少心肌细胞内蛋白，特别是异常蛋白质的增多，防止心肌细胞肥大[30]。

(二) 对心肌缺血的改善

川芎嗪对大鼠心肌缺血损伤具有保护作用。心肌缺血或缺氧使高能磷酸化合物代谢障碍，ATP 的含量迅速减少，导致线粒体 Ca^{2+}－ATP 酶、Ca^{2+}，Mg^{2+}－ATP 酶活性降低，使心肌线粒体中 Ca^{2+} 含量显著升高。川芎嗪可提高缺血心肌线粒体 Ca^{2+}－ATP 酶、Ca^{2+}，Mg^{2+}－ATP 酶活力，稳定线粒 Ca^{2+} 含量。还可促进缺血心肌组织中抗凋亡基因表达 Bcl－2 蛋白而保护线粒体的结构和功能并进而保护细胞。

心肌缺血/再灌注后产生的大量氧自由基及通过与不饱和脂肪酸作用引发脂质过氧化反应生成的丙二醛，可通过多种途径造成心肌细胞膜及亚细胞器膜结构破坏，导致再灌注损伤。川芎嗪在心肌缺血/再灌注损伤中发挥保护作用的机制是多方面的：川芎嗪可通过提高心肌对氧自由基的清除能力，增强线粒体抗氧化能力，对缺血/再灌注损伤心肌中琥珀酸脱氢酶和细胞色素氧化酶的活力降低有显著颉颃作用，从而减轻了氧自由基介导的线粒体膜结构与功能的损害[31]；川芎嗪预处理可开放线粒体 ATP 敏感性 K^+ 通道从而调节线粒体内 Ca^{2+} 转运，减轻 Ca^{2+} 超载。其作用机制可能为：线粒体 ATP 敏感性 K^+ 通道开放使 K^+ 内流进入线粒体，降低了跨膜电位差，膜去极化后减少 Ca^{2+} 内流动力，抑制了 Ca^{2+} 内流，从而有效防止线粒体内 Ca^{2+} 超载，抑制细胞启动程序性死亡。另外通过引起胞浆内一过性 Ca^{2+} 浓度增加，激活蛋白激酶 C，可以对心脏产生预保护作用[32]。

（三）对血管的作用

川芎嗪有明显抑制血管收缩作用，除了有类似的“Ca^{2+} 通道阻断剂”作用外，对大鼠胸主动脉平滑肌电压依赖性 Cl^- 通道也有明显的抑制作用，其抑制 Cl^- 通道，阻止 Cl^- 外流，使细胞内电位更负，降低细胞的兴奋性，参与舒张血管平滑肌[33]。

血管内皮细胞受损时，其屏障和分泌功能失调，导致动脉粥样硬化、高血压等心血管疾病的发生。川芎嗪可抑制缺氧缺糖引起的血管内皮细胞合成分泌内皮素、一氧化氮和前列环素；抑制缺氧缺糖引起的血管内皮细胞释放乳酸脱氢酶，抑制 MDA 生成，抗细胞脂质过氧化反应，降低细胞膜流动性，稳定细胞膜；降低凝血过程中的凝血活酶、凝血酶的生成和活性，抑制血小板的聚集，预防微血栓的形成，减轻血管内皮细胞的损伤；上调内皮细胞 Ca^{2+} – ATP 酶、Na^+ 通道等基因的表达，下调载脂蛋白 C – Ⅲ基因的表达，通过调节心血管疾病相关基因水平[34]，减轻内皮细胞的损伤。

除了减轻内皮细胞损伤和凋亡这一途径，川芎还能通过其他环节有效防治强直性脊柱炎病变。饮食中的酒精和不饱和脂肪酸可以引起一系列脂质过氧化反应，阿魏酸则可以明显抑制二者引起的血浆氧化标志物如硫代巴比妥酸反应产物、过氧化氢物等的上升及抗氧化物过氧化氢酶、超氧化物歧化酶、谷胱甘肽、谷胱甘肽过氧化物酶等的下降，从而有效对抗脂质过氧化反应[35]；川芎嗪能抑制血管平滑肌细胞表型转换、迁移速率、生长速度和分裂指数等环节而逆转高脂血清诱导培养血管平滑肌细胞的强直性脊柱炎样细胞病变（梅家俊，2001）；血管损伤后，川芎嗪可以抑制血管内膜和中膜平滑肌细胞的 DNA 合成[36]，使其增殖活性降低，从而使血管内膜和中膜厚度下降，使血管管腔狭窄度降低；川芎嗪可以抑制血管平滑肌细胞中血管细胞黏附分子－1的表达，阿魏酸可以抑制内皮细胞E－选择素及P－选择素表达，轻度抑制血管细胞黏附分子－1的表达[37]，从而延缓早期动脉粥样硬化的病变进展。

（四）对脑缺血的改善

缺血性脑血管病中，神经元逐渐发生凋亡。通过对血管内皮细胞和神经细胞保护机制及血液状态的调节，川芎嗪能改善微循环，增加脑皮质血流量，促进神经功能恢复；还可以通过调节凋亡基因和促凋亡基因的表达发挥对缺血缺氧性脑损伤的保护作用。川芎苯酞及川芎素也能改善局部缺血性脑损伤。川芎素可使缺血大脑皮质细胞外信号调节激酶活化增强，明显改善神经功能缺陷和减少脑梗死容积，从而改善缺血性损伤[38]。

脑组织的缺血/再灌注可使下丘脑受到影响，导致合成去甲肾上腺素减少和释放增强，多巴胺及脑组织神经肽Y含量明显升高，心脏动脉痉挛或收缩，缺血缺氧，造成组织损伤。川芎嗪及其配伍制剂能提高下丘脑去甲肾上腺素含量，降低多巴胺和脑组织神经肽Y含量，改善冠状血管的痉挛或收缩[39]，保护心肌。通过降低脑缺血/再灌注引起的脂质过氧化，川芎嗪对脑缺血/再灌注肾脏损伤也有一定的保护作用。

（五）对血液流变状态的影响

川芎嗪对血小板体内外聚集均有明显的抑制作用，使全血高切比黏度下降，低切比黏度、血浆比黏度、红细胞聚集指数、红细胞压积明显下降，增加红细胞变形指数[40]，对血液流变性具有良好的改善作用。川芎哚在一定程度上也具有上述作用，但其作用较川芎嗪弱[41]。

（六）对哮喘的作用

川芎嗪对正常人静息外周血淋巴细胞胞质及胞膜磷脂肌醇信号途径均无明显影响，但能抑制哮喘介质诱导的磷脂肌醇信号途径活化及淋巴细胞的活化（刘先胜，2003）；还可以明显抑制哮喘大鼠气道壁Ⅲ型胶原的合成，使网状基底膜层增厚减轻，气道壁内外径比值较哮喘组增大，抑制气道重建初期纤维化（杨莉，2003）。哮喘患者存在着Th1/Th2型细胞因子的失衡，即Th2的数目增多或功能亢进，Th1亚群数目减少或功能降低。川芎嗪能有效降低哮喘大鼠白介素－4的水平及白介素－4/γ－干扰素的比例，但对干扰素－γ无明显作用，故认为川芎嗪具有抑制 Th2 细胞亚群优势反应和调节免疫失衡的作用，对 Th1 细胞作用较弱[42]。

（七）对缺氧－呼吸抑制的改善

脑干严重缺氧时，神经元功能严重受损，会引起呼吸抑制。实验发现，川芎嗪可以使缺氧后脑干多处的一氧化氮合酶表达显著增加，明显抑制缺氧后脑干神经核团表达低聚甲糖蛋白，并可能通过这两个途径对抗缺氧引起的呼吸抑制作用，保护脑干神经元，使缺氧后出现呼吸抑制的时间明显推迟，存活时间明显延长[43]。

（八）自身抗癌作用

川芎嗪作用于 Bel－7402 细胞，可抑制细胞增殖，显著降低甲胎蛋白分泌量和 γ－谷氨酰转肽酶和醛缩酶活性，升高酪氨酸－α－酮戊二酸转氨酶、鸟氨酸氨基甲酰转移酶和碱性磷酸酶活性，具有诱导 Bel－7402 人肝癌细胞分化的作用[44]。

经川芎嗪培育的 3 种肺癌细胞株均出现干扰素－γ 的表达，而白介素－4、白介素－6 的表达被抑制，小细胞肺癌株同时表达白介素－2；肺癌患者外周血单个核细胞中白介素－2、干扰素－γ 的表达率也明显提高，白介素－6 和白介素－10 的表达受到抑制。表明川芎嗪可提高促进肺癌细胞株和肺癌患者外周血单个核细包中 Th2 优势状态向 Th1 方向逆转，增强机体的抗肿瘤免疫功能（肖伟，2001）。

（九）增敏作用

除了自身抗癌作用，川芎的多种成分还具有增敏作用。低浓度的川芎素与阿霉素等化疗药物合用可提高肝癌多药耐药株 HepG2/ADM 细胞内化疗药物的浓度，从而增加化疗药物对肿瘤的毒性作用。达到一定浓度的川芎嗪可以下调 mdr1mRNA 的表达，使 HepG2/ADM 细胞细胞膜表面的 P 糖蛋白表达减弱，颉颃其介导的肿瘤多药耐药，从而达到部分逆转 HepG2/ADM 细胞多药耐药的作用[45]。低浓度的川芎素对多种化疗药物也有增敏作用，可增强后者杀伤肿瘤细胞作用。

（十）对骨髓造血的作用

造血不仅需要造血干细胞的增殖和分化，而且需要特定的骨髓微环境。川芎嗪能增强再障小鼠骨髓造血细胞和基质细胞上血管细胞黏附分子－1、单个核细胞血小板内皮细胞黏附分子－1 的表达，加强造血细胞与基质细胞的相互作用，有利于造血细胞的增生[46]；促进骨髓组织中碱性成纤维细胞、血管内皮生长因子、单个核细胞表面碱性成纤维细胞受体的表达（吴宁，2004），而促进造血微环境中微血管的修复；促进骨髓基质细胞表达基质细胞来源因子、单个核细胞表面 CXCR4 的大量表达（孙汉英，2001），二者相互作用，不仅可以高效趋化 CD_{34}^{+} 造血干细胞，还能激活造血细胞上表达的黏附分子，并增强与内皮细胞上相互配体的作用，使滚动于血管内皮细胞上的造血干细胞与骨髓内皮细胞紧密结合，加快外周血中造血干细胞向骨髓的跨内皮迁移，促进造血干细胞回髓，加速造血重建。

（十一）对泌尿系统的作用

川芎嗪对肾、脊髓、肝脏和肠道等的缺血/再灌注损伤的均有保护作用。与其抑制血小板激活、聚集，扩张小动脉，改善微循环，清除自由基，减少脂质氧化，抑制 Ca^{2+} 超载，降低缺血组织中 NO，强啡肽 A_{1-13} 等活性物质的含量，下调促凋亡基因表达 c－fos 蛋白，热休克蛋白 70，增强抗凋亡基因表达 bcl－2 蛋白等有关。

（十二）对肾脏的作用

川芎嗪对大鼠加速型抗肾小球基底膜抗体肾炎有保护作用，它可使胞浆和线粒体中谷胱甘肽过氧化物酶、过氧化氢酶、超氧化物歧化酶等抗氧化酶活性增加，逐渐降低 MDA 含量，保护肾功能[47]。狼疮肾炎外周血单个核细胞存在异常活化，其高度表达白介素－12 促进自身抗体合成，参与狼疮肾炎发病过程。地塞米松、川芎嗪联用可通过下调白介素－12 表达而抑制自身抗体合成，从而改善白介素－12 对狼疮肾炎发病的不利影响（李志坚，2001）。

（十三）对消化系统的作用

在使用一氧化碳合酶抑制剂的情况下，川芎嗪也能使毛细血管前括约肌持续舒张、真毛细血管有持续性血液灌注，提示川芎嗪可能是通过一氧化碳的作用使血管处于舒张状态。但通过不同的给药顺序、不同的观察部位，均没有发现内源性一氧化碳参与到川芎嗪抑制肠系膜微动脉血管运动中，即川芎嗪扩血管的作用与内源性一氧化碳无关[48]，可能是通过本身“外源性一氧化碳”的作用而扩张血管。

川芎嗪能刺激大鼠远端结肠上皮分泌 Cl^{-} 和 HCO_3^{-}，使基底膜产生较大的短路电流。这种短路电流是由位于结肠上皮顶膜的囊性纤维变性跨膜电导调节器，及位于基底膜的 Na^+-K^+ 泵、$Na^+-K^+-Cl^-$ 共转运体、$Na^+-HCO_3^-$ 共转运体、Cl^-/HCO_3^- 交换器和基底膜 K^+ 通道共同作用的结果[49]。

（十四）其他作用

大鼠脑室内注射 β-淀粉样肽 1-42 可以激活小胶质细胞和星形胶质细胞，小胶质细胞的激活可以引起干扰素-γ 免疫活性的增加，而干扰素-γ 具有免疫放大作用，可促使小胶质细胞或单核细胞/巨噬细胞分泌炎性因子，从而加速神经元变性过程。阿魏酸不仅可以抑制 β-淀粉样肽的形成，破坏已形成的 β-淀粉样肽[50]，长期运用还可以通过抑制小胶质细胞对 β-淀粉样肽 1-42 刺激的反应性，从而抑制后者的体内毒性[51]；阿魏酸还可以减轻自由基损害，抑制突触小体膜的氧化，减少神经元凋亡[52]，因此对治疗阿尔茨海默病可能有良好效果。

川芎嗪能促进离体培养大鼠胰岛基础胰岛素分泌，但对葡萄糖刺激的胰岛素分泌无明显作用，即川芎嗪不能显著提高胰岛对葡萄糖的刺激反应；由于 B 细胞的胰岛素分泌作用具有 Ca^{2+} 依赖性，而 Ca^{2+} 通道阻断剂维拉帕米能剂量依赖性地阻断川芎嗪刺激胰岛基础胰岛素分泌的效应，提示川芎嗪的作用可能是通过激活胰岛 B 细胞膜上的 Ca^{2+} 通道实现的，同时也证明川芎嗪可能是一种 Ca^{2+} 通道激活剂[53]。

三、炮干姜

（一）抗溃疡作用

炮姜水煎剂 4.5g（生药）/kg 每天灌胃，连续 3 天，对大鼠应激性及幽门结扎型胃溃疡均有抑制作用；连续给药 10 天，对醋酸诱发的胃溃疡也有抑制作用。

（二）止血作用

炮姜醚提取物 1.25% 浓度 3ml/kg 灌胃，能极显著缩短小鼠的凝血时间；炮姜水煎剂 10g（生药）/kg 灌胃，剪尾法实验表明能显著缩短小鼠出血时间。另有报道，炮姜、姜炭水煎液 21.66g/kg，炮姜醚提取物 0.84g/kg，炮姜、姜炭粉末混悬液 3.34g/kg 灌胃，毛细血管法实验证明，对小鼠有明显缩短凝血时间的作用；此作用受环境温度影响，温度下降时炮姜的凝血作用增强，姜炭的凝血作用呈线性量效关系。

（三）毒性

炮姜水煎液小鼠灌胃的 LD_{50} 为 170.6g（生药）/kg。

四、甘草

（一）抗肿瘤作用

傅乃武[54]等将从甘草中提取的 6 种黄酮混合物用于小鼠实验，发现这一混合物具有促抗癌、抗致突和抗氧化作用。TamirsSnait 等经药理学研究证明，甘草中 Glabrene，异甘草素具有雌性激素样作用，可以抑制乳腺癌细胞的增殖。等报道二苯甲酰基甲烷对皮肤癌、乳腺癌具有抑制作用，并对前列腺癌具有治疗作用，其机制是诱导前列腺癌细胞周期发生非常规改变，从而达到治疗的目的。Kanazawaotohiro 等研究发现异甘草素能抑制前列腺癌细胞系的增生。此外，异甘草素还能抑制鼠肾细胞癌向肺的转移[55]。

（二）抗氧化作用

自由基主要损害细胞膜包括血管内皮细胞膜及亚微结构并引发一系列有害的生化反应，导致细胞死亡。甘草中黄酮类成分普遍具有抗氧化活性，可以作为自由基清除剂。Fuhrmanianca 等[56]研究发现，甘草提取物（主要为甘草总黄酮）能降低病人血浆中的低密度脂蛋白被氧化的易感系数，从而具有防止低密度脂蛋白被氧化、凝集、滞留的能力，减少人血浆中胆固醇和甘油三酯的含量，还能降低心脏收缩血压，可以用来治疗各种由于高血脂、脂质氧化所引起的疾病。Amarowicz 等发现甘草的乙醇提取物对 DPPH 和 - OH 自由基有清除作用。LeeSiEun 等经研究发现甘草的甲醇提取物具有抗氧化的能力，能保护正常细胞免受氧化损害。CaiYizhong 等发现许多植物（包括甘草）中的黄酮具抗氧化活性。

Vayaacob 等[57]从光果甘草中分离出七种黄酮，其中 Hispaglabridin，Hispaglabridin B，Glabridin，4 - O - Methylglabridin，Isoprenylchalcone derivative 和异甘草素对防止低密度蛋白氧化具有活性，而 Formononetin 不具有防止低密度蛋白氧化的活性。HaraguchiHiroyuki 等发现甘草查尔酮 B，D 在黄嘌呤体系中能抑制过氧化物阴离子的产生，也能清除 DPPH 自由基及微粒体中的自由基，还具抗氧化溶血以保护红细胞的作用。Aviram Michael 等发现 Glabridin 能防止低密度蛋白的氧化，从而对动脉硬化进一步发展有抑制作用。Fukai Toshio 等发现 Lic - ochalconeA、Artonin E 能够减少尿蛋白的量，Licochal - cone，Morusin 能够增加抗坏血酸钠盐的自由基的强度；Morusin，Licoricidin，Licochalcone A 和 Licorisoflavan A 对过氧化阴离子具有弱的清除作用。

（三）抗菌、抗病毒作用

Haraguchi Hiroyuki 等[58]经研究发现 LicochalconeA - D 和 Echinatin 具有抗菌作用，对革兰阳性细菌具有较强的抑制活性。Toshio Fukai 通过研究发现 Glabridin、Glabrene（来自光果甘草），LicochalconeA（来自胀果甘草），Licoricidin 和 Licoisoflavone B（来自乌拉尔甘草）体外能抑制幽门螺杆菌的生长，Vestitol、Licoricone、1 - methoxyphaseollidin 和 GancaonolC 表现出较强的抗幽门螺杆菌活性，Glycyrin、For - mononetin、Isolicoflavonol、Glyasperin D、6，8 - dipreny - lorobol、Gancaonin I、Dihydrolicoisoflavone A 和 Gan - caonol B 具有较弱的抗幽门螺杆菌活性。FukaiToshio 等研究了 19 种甘草黄酮，发现 Glabridin、Glabrene、LicochalconesA、Licoisoflavone BLicoricidin、Isolicoflavonol、Glyasperin D，Gancaonin I 对微球菌（Micrococcus luteusATCC 9341）和杆状菌（Bacillussubtilis PCI 219）有抑制活性，但对柯勒伯西拉菌（Klebsiella pneumoniaePCI 602）和假单胞菌（Pseu - domonas aeruginosaIFO 3445）没有抗菌活性。

（四）治疗心脏疾病的作用

谢世荣等[59]研究发现，甘草总黄酮能对抗乌头碱、$BaCl_2$、冠脉结扎和 $CaCl_2$ - Ach 混合液诱发的大鼠和小鼠心律失常。胡小鹰等也发现甘草总黄酮能颉颃乌头碱、氯仿、哇巴因诱发的心律失常。潘燕通过对雄性免灌注甘草水溶性总黄酮实验证明，甘草水溶性总黄酮能间接减少自由基的产生，抑制自由基引起的损伤，降低 MDA 含量，保护心肌的收缩性，具有明显的抗心肌缺血活性。

（五）保肝、治肝作用

SatoHitoshi 等[60]研究发现甘草酸能够通过改变与乙型肝炎病毒 HBV（Hepatitis B virus）有关的抗原表达及抑制 HbsAg（Hepatitis B virus（HBV）surfaceantigen）的分泌而对乙型肝炎有治疗作用。陈锡美等发现单独应用甘草酸能够不同程度抑制肝纤维化大鼠肝组织Ⅰ型、Ⅲ型前胶原、c - fos 及 c - junmRNA 表达，与粉防己碱联合应用效果更为显著。刘秀英等通过实验发现甘草甜素能延缓、降低镉引起的血清转氨酶的升高，显著减轻了肝细胞肿胀、坏死及肝线粒体、滑面内质网病变的程度，明显减少了染镉初期镉在肝脏的蓄积，显著提高了肝内诱导的金属硫蛋白量。贾道全等[61]发现甘草甜素能逆转及阻断肝纤维化及早期肝硬化。马涛等通过对大鼠实验发现，甘草的水提取物（含甘草酸21%）对农药五氯硝基苯造成的肝损伤具有保护作用。甘草酸对急性E型肝炎有治疗作用；并诱导鼠肝脏产生催化药物代谢的细胞色素氧化酶P450。PaoliniM 等研究发现甘草提取物或（和）甘草酸对细胞色素氧化酶 P450 能够产生影响。Kimura Mitsutoshi 等发现甘草酸及类似物是肝细胞分裂素，能诱导肝细胞 DNA 的合成和生长。甘草酸对鼠和人类肝特有的有机阴离子转运多肽具有抑制作用并且是它的一种运输底物；也对鼠体内由惹卓碱诱导的肝中毒有保护作用；而且能抑制由抗凋亡调控基因抗体诱导的肝炎。Leung YuetKin 等研究发现甘草水提取物能调节与Ⅱ相酶及细胞流动性有关的基因转录，从而具有保肝的作用。

（六）治疗肾病、心脏疾病、抗病毒抗菌作用

李开龙等[62]通过实验证实甘草酸对大鼠梗阻性肾病具有一定的治疗作用，但无预防作用。焦文建等发现甘草酸可减轻肾缺血/再灌注损伤，促进肾损伤修复。Al – Qarawi AA 等经研究发现食用甘草水提取物能抑制垂体 – 肾上腺轴，并且与剂量有关。黄彩云等通过对大鼠和小鼠实验发现，甘草水提液能对抗乌头碱、$BaCl_2$、冠脉结扎和 $BaCl_2$—Ach 混合液诱发大鼠和小鼠的心律失常。甘草素具有抗血栓形成及减少血栓重量；甘草素也具有抗凝血酶的作用。

Lin Jung – Chung 经研究发现甘草酸在被重复感染的雷吉细胞中对 Epstein – Barr 病毒具有抑制作用。Motsei ML 等经研究发现甘草的水提取物、甲醇提取物、乙酸乙酯提取物对三种白色假丝酵母菌具有抗真菌活性。

（七）抗炎止痒作用

李学军[63]发现甘草酸二铵与复方丹参注射液合用可有效改善肝功能，减轻和抑制纤维化的发生。王茂义等将甘草酸铵霜用于湿疹、荨麻疹、皮炎等皮肤病的治疗，有效率达 92%，这说明具有抗炎、止痒作用。

（八）其他作用

甘草中的有效成分甘草酸能够促进皮肤对双氯芬酸钠的吸收，并且在硅胶配方中好于在水包油乳液中；还对催化蛋白质1具有微调作用。Dhingra Dinesh等经研究发现甘草的水提取物能够增强鼠的学习和记忆能力；它对人类克隆癌细胞系中芳基胺N－乙酰基转移酶以及DNA加合物的形成也具有抑制作用。Shimoyama Yoshihito等研究发现甘草酸与能和甘草酸结合的脂氧酶以及酪蛋白激酶Ⅱ有生理关系。

甘草黄酮有较强的抑制酪氨酸酶活性从而抑制黑色素的生成，同时对黑色素细胞的细胞毒性较低，是较为安全有效的美白药物。Liquiritin Apioside具有止咳作用；glycyrin能降低基因型糖尿病的葡萄糖水平；glabridin具有治疗肾炎的作用，它能够减少排泄物中尿蛋白的数量，它既不产生自由基也不影响自由基的数量。

王玲[64]研究发现，人的子宫肌组织内存在磷脂酶，甘草次酸通过抑制子宫肌组织磷脂酶的活性而使花生四烯酸代谢受阻，降低子宫肌组织前列腺素水平，缓解子宫肌的痉挛收缩。贺建荣等发现甘草次酸对－OH及超氧阴离子自由基（O_2^-）均有较强的清除作用，且清除能力均与浓度呈明显的相关关系。Ge Lin等经研究发现甘草次酸对鼠体内由惹卓碱诱导的肝中毒有保护作用。

第二节　生化汤的药理研究

一、对子宫的调节作用

近年来在生化汤对子宫作用的影响上研究较多，且主要以研究孕后动物的子宫平滑肌为主，对正常未孕及产后动物子宫平滑肌的影响较为少见。赵丁等[65]通过对正常未孕、雌激素预处理后及产后小鼠的离体子宫的观察，发现对正常未孕小鼠，低剂量生化汤提取物使其子宫平滑肌收缩频率增强，收缩强度无显著影响，因而子宫活动力略增强，但无统计学差异，中剂量使其子宫平滑肌收缩频率略增加，收缩强度减弱，子宫活动力减弱，高剂量使其子宫收缩频率和强度均减弱，子宫活动力减弱，呈现“双向作用”；对雌激素预处理后的小鼠，低、中、高剂量均使其子宫收缩频率显著增强，但收缩强度无明显变化，子宫活动力显著增强；对产后小鼠的子宫，低、中剂量使子宫平滑肌收缩频率略增强，收缩强度显著减弱，子宫活动力显著减弱，高剂量对收缩频率无显著变化但收缩强度明显减弱，子宫活动力显著减弱。

洪敏等[66]对生化汤与缩宫素对怀孕末期家兔子宫平滑肌电活动的影响进行了对比，结果表明，生化汤提取物能明显增加怀孕末期家兔子宫体的肌电活动，但对子宫颈的肌电活动作用不明显，说明生化汤提取物能显著提高怀孕末期家兔子宫平滑肌的兴奋性，引起子宫收缩，发动分娩，但对子宫颈作用不明显，这有利于产程正常进行。通过观察离体子宫平滑肌的肌电动作电位时程，表明生化汤提取物诱发的子宫体收缩富有节律性，温和而持久。王明军等通过对生化汤缩宫效应的正交设计分析，发现川芎与炮姜的组合是促进子宫收缩的最佳组合。他们又对生化汤与芎姜合剂的缩宫效应进行了对比，发现两个处方达到缩宫药峰的时间不同，芎姜合剂药峰时间较早，但是二者在各药峰时间的灌胃给药血清的缩宫作用相近。李喜香等采用大鼠离体子宫运动实验及玻片法和断尾法观察了新生化口服液对大鼠子宫运动和小鼠出/凝血时间的影响，发现新生化口服液对大鼠离体子宫收缩蠕动有明显促进作用，可使离体子宫收缩频率增加，收缩幅度升高；可明显缩短小鼠出/凝血时间，并增加子宫收缩幅度及收缩频率，说明它可通过提高子宫肌壁张力，减少充血，缩短凝血时间，促进增生过厚的子宫内膜迅速剥脱而止血。

二、对血液及心血管系统的作用

生化汤中的当归、川芎、桃仁等均属活血化瘀药物，对血液及心血管系统有显著的作用。任清华等[67]研究发现生化汤具有明显的抗体外血栓形成的作用，说明生化汤对血液的流变性及心血管系统有一定影响，可改善高黏度的血流。宋金春等通过对生化汤及生化丸对血瘀证大鼠作用的观察，发现生化汤中、高剂量组和生化丸组的红细胞聚集指数和红细胞电泳指数均显著低于模型组（$P<0.05$），同时正常组和高剂量组的红细胞变形指数显著低于模型组（$P<0.05$），且呈一定的量效关系，说明生化汤可明显降低正常大鼠的全血比黏度、全血还原黏度、红细胞聚集指数、红细胞电泳指数等一系列指标，提示生化汤具有一定改善血液流变性及血液瘀滞状态的作用。他们又通过对生化汤诱导 ADP 大鼠血小板聚集率、血小板黏附率以及红细胞数、血小板数、血红蛋白浓度影响的观察，发现生化汤可抑制血小板的聚集和黏附且呈现一定量效关系；对于正常大鼠，生化汤能显著降低血小板聚集百分率及血小板黏附率，提高血小板抑制百分率，从而进一步说明了生化汤活血化瘀，缩短小鼠出/凝血时间的功效。胡小勤等运用免疫组织化学和逆转录 PCR 方法，观察了生化汤不同剂量对血瘀证动物模型血管内皮细胞几种黏附分子及诱生型一氧化氮合酶表达的影响，结果提示生化汤对血瘀证

大鼠血管内皮细胞黏附分子蛋白及 mRNA 的表达，尤其对 mRNA 的表达，呈现出了明显的量效关系，从分子生物学和分子免疫学角度阐明了生化汤治疗血瘀诸证的作用。另外，宋金春等叫对生化汤补血作用进行了研究。通过实验观察得知生化汤能有效的提高失血性贫血小鼠的红细胞和血红蛋白；对环磷酰胺所致的小鼠骨髓有核细胞减少有明显的改善作用，对骨髓的造血机能有明显的促进作用；对小鼠的髓外造血有一定的促进作用。可见生化汤可以使本来就活跃的造血功能更加活跃，有明显的抗贫血作用，并能促进骨髓及脾脏的造血功能。宋金春等还通过实验观察到生化汤对健康大鼠细胞、血红蛋白、血小板在正常的波动范围内有一定的提升作用，这说明生化汤在改善血液流变性的同时还具有一定的补血、养血作用。

综上所述可见，生化汤在对血液及心血管系统的作用表现为：明显缩短小鼠出/凝血时间，抗体外血栓作用，改善血液流变性，改善微循环，促进骨髓及脾脏的造血功能等作用，这些正好对应了其祛瘀生新，既活血又止血的功效。

三、毒性

杨奎等[69]按 1. 23g/kg 和 24. 6kg 生化汤的耐受量对大鼠灌胃给药，1 次/天，连续 14 天，观察生化汤对动物生长发育情况和体重、肝功能、肾功能和血常规的影响，结果表明，生化汤对动物的生长发育、体重、肝功能、肾功能、血常规和对心、肝、脾、肺、肾、肾上腺、卵巢及子宫形态组织均无明显毒性损伤作用。李喜香等根据有关文献进行了急性毒性试验，将新生化口服液按最大可给药浓度给小鼠灌胃给药，1 天内给药 3 次，间隔时间 4 小时，连续观察 7 天，小鼠未见死亡发生，也未见明显异常反应，计算得小鼠 1 日给药最大耐受量为临床成人用量的 800 倍，表明该药安全系数较大。

四、其他作用

侯溕生等[68]对生化汤抗炎作用进行了研究。在三批实验中，生化汤组有两只小鼠在给药后 3 小时，巴豆混合液所致的肿胀完全消失，说明生化汤在对抗炎症的治疗中，能消除瘀血水肿，明显的减轻小鼠耳部的炎性肿胀。杨奎等[69]对小鼠灌胃生化汤后，亦发现它能明显抑制醋酸所致的小鼠扭体反应（$P<0.05$）。另外杨奎等[69]于小鼠分娩后 24 小时开始，灌胃给药生化汤，1 次/天，给药 7 天后小鼠子宫重量明显减轻，胎盘点消失快，对 ICR 种小鼠产后子宫复旧有明显作用（$P<$

0.05)，但对小鼠体重无明显影响。

参考文献

［1］陈少刚，李长潮，庄学煊，等．当归注射液对家兔心肌缺血再灌注损伤的保护作用，中国中西医结合杂志．1995，15（8）：486－488.

［2］李自成，李庚山，黄从新，等．当归提取液对培养的兔主动脉平滑肌细胞增殖的影响．中药药理与临床，1998，14（1）：28－32.

［3］祝彼得．当归多糖对小鼠粒、单系祖细胞（CFU－GM）的影响．中药药理与临床，1990，6（6）：21－23.

［4］王亚平，祝彼得．当归多糖对小鼠粒单系血细胞发生的影响．解剖学报，1993，16（2）：125－129.

［5］王亚平，祝彼得．当归多糖对小鼠巨核细胞血小板发生的影响．中药药理与临床，1992，8（4）：13－17.

［6］王亚平，黄晓芹，祝彼得，等．当归多糖诱导L－细胞产生造血生长因子的实验研究．解剖学报，1996，27（1）：69－74.

［7］宋之娟，梁念慈．当归对猪血小板膜磷脂酰肌醇磷酸化的抑制作用．中草药，1992，23（3）：138－140.

［8］夏超明，李允鹤．免疫增强剂“425”对日本血吸虫感染小鼠虫卵肉芽肿病变作用的研究．中国寄生虫学与寄生虫病杂志，1992，10（1）：20－23.

［9］吕世静．当归对实验动物红细胞黏附功能及BIL－2免疫调节作用．中国实验临床免疫学杂志，1997，9（5）：66－71.

［10］张端莲，王松山，余墨声，等．当归对辐射损伤后小鼠卵泡影响的定量研究．中草药，1997，28（3）：221－227.

［11］Deng Jian Yun，Guo Xue Cong. Study on the Protection of Astragulus，SCEs and-Micronelei Induced by Cyclophosphamide in Mice. Bejing Shi－fan Daxue Xudbao，Ziran Kexueban，1992，28（2）：221－226.

［12］夏雪雁，彭任．当归醇沉物对体外小鼠脾、胸腺淋巴细胞增殖的影响．中草药，1999，30（20）：112－118.

［13］白润江，于红娟，王嘉军．当归多糖对小鼠血液、胸腺、脾脏中CAMP，CGMP含量的影响．中国杂志，1998，39（7）：429－434.

［14］冯景奇，柳钟勋．当归多糖及当归内酯对小鼠细胞免疫功能的影响．中国免疫学杂志，1998，14（4）：279－282.

［15］冯景奇，柳钟勋．当归内酯拮抗环胞孢菌素A、氢化可的松及抗肿瘤药物的免疫抑制作用．中国免疫学杂志，2000，16（1）：22.

［16］高向车，吴梧桐．五种抗衰老中药对小鼠T－淋巴细胞增殖与IL－2产生的影响．中国药科大学学报，1990，2（1）：43－45.

［17］Mei Qi－bing，Tao Jing－yi，Cui Bo. Advances in the Pharmacological Studies of

Radix Angelica sinensis (Oliv), Diels (Chinese Danggui). Chi - nese Medical Journal, 1991, 104 (9): 776 - 781.

[18] 石米扬，吕兰芳，何功培．红花当归益母草对子宫兴奋作用的机理研究．中国中药杂志，1995，20 (3)：173 - 175.

[19] 张瑞莲，张世明，戎诚兴．当归对60Co - γ射线损伤后小鼠卵巢恢复过程中超超微结构变化的研究．湖北医学院学报，1990，11 (4)：322 - 325.

[20] 许益民，孙秀丽，吴丽文，等．当归磷脂对 CCl_4 肝损伤小鼠的影响．中医药研究，1992，(4)：49 - 51.

[21] 程斌，王家犹．当归对肝硬化肝细胞保护作用的探讨．中国冶金医学杂志，1993，10 (3)：129 - 130.

[22] 郑凌，段福牛，张珍祥．当归对肺血管扩张作用的实验和临床研究．同济医科大学学报，1991，20 (6)：398 - 403.

[23] 王晓芝，张瑞祥．当归对致肺损伤和脂质过氧化物产生的影响．同济医科大学学报，1993，22 (5)：319 - 323.

[24] 章辰芳，孔繁智．当归对呼吸系统研究概况．中草药，1999，30 (4)：311 - 313.

[25] 胡慧娟，杭秉茜，王明书．当归的抗炎作用．中国中药杂志，1991，16 (11)：684 - 687.

[26] 胡慧娟，李佩珍，杭秉茜．当归对变态反应炎症的影响．中药材，1993，16 (1)：39 - 43.

[27] Yukihiro Ozaki. Anti - inflammatory Effedts of Tetramethylpyazine and Fenlic Acid Chem. Pharm. Bull. 1992, 40 (4): 954 - 961.

[28] 胡水欣，陈红，翟美英．几种天然药物清除超氧阴离子自由基的作用．第二军医大学学报，1993，14 (1)：48 - 50.

[29] 万敬员，叶笃筠，吴萍，等．川芎嗪对脂多糖诱导巨噬细胞环氧化酶 - 2 表达和心肌细胞凋亡的影响．中国中西医结合杂志，2004，24 (10)：906 - 911.

[30] 郭自强，王硕仁，朱陵群，等．丹参素和川芎嗪对血管紧张素Ⅱ致心肌肥大相关基因的影响．中国中西医结合杂志，2005，25 (4)：342 - 344.

[31] 王万铁，许涛，徐正衸，等．川芎嗪对缺血 - 再灌注损伤兔心肌线粒体结构及功能的影响．基础医学与临床，2004，24 (3)：295 - 298.

[32] 文飞，冯义柏，田莉，谢江．川芎嗪预处理对大鼠心肌缺血/再灌注损伤的保护．中华实用中西医杂志，2005，18 (8)：1099 - 1101.

[33] 邓春玉，钱卫民，阮小薇，等．川芎嗪对大鼠胸主动脉平滑肌电压依赖性 Cl - 通道的影响．中国应用生理学杂志，2002，18 (3)：212 - 217.

[34] Li Z S, LiD L, Huang J, eta. l Preparation of cardiovasculardis - ease - related genesmicroarray and its application in exploring ligus - trazine - induced changes in endothelial gene expression. PolJPharmacol, 2004, 56 (4): 427 - 33.

[35] RukkumaniR, Aruna K, Varma P S, Menon V P. Influence offerulic acid on circulatory prooxidant - antioxidant status during al - cohol and PUFA induced toxicity. JPhysiolPharmaco, 2004, 55 (3): 551 -561.

[36] 李敬文，刘相轸，郑惠丽，等．川芎嗪对兔颈动脉球囊损伤后内膜增生的影响．中风与神经疾病杂志，2004，21（3）：219 -221.

[37] 赵益明，王晓岚，胡晓慧，等．阿魏酸对活化内皮细胞黏附分子表达的抑制作用．中国药理学通报，2003，19（12）：1378 -1381.

[38] 王强，熊利泽，陈绍洋，等．川芎素对脑缺血再灌注损伤细胞外信号调节激酶活化的影响．中国中西医结合杂志，2003，23（12）：918 -921.

[39] 李建生，闫新慧，赵君玫，李建国．川芎嗪和参麦注射液对老龄大鼠脑缺血再灌注心肌损伤的保护作用．中国急救医学，2001，21（3）：134 -136.

[40] 孙志伟，王翠莲．川芎嗪对血液流变学指标影响的研究．中华实用中西医杂志，2005，18（6）：783 -784.

[41] 唐刚华，姜国辉，唐小兰．川芎哚及其类似物对凝血功能和血液流变学的影响．中国药理学通报，2002，18（2）：238 -239.

[42] 杨莉，陈径，王文建，金蕊．川芎嗪对哮喘大鼠 Th1 /Th2 型细胞因子水平的影响．江苏医药杂志，2004，30（11）：822 -823.

[43] 李自成，李丽，严亨秀，等．川芎嗪对缺氧所致大鼠呼吸效应和脑干神经元型一氧化氮合酶表达的影响．生理学报，2005，57（2）：147 -153.

[44] 彭安，叶红军．川芎嗪诱导 Bel -7402 人肝癌细胞恶性表型逆转的研究．临床肝胆病杂志，2002，18（3）：157 -158.

[45] 梅英，石毓君，左国庆，等．川芎嗪逆转 HepG2 /ADM 细胞多药耐药性的体外研究．中国中药杂志，2004，29（10）：970 -973.

[46] 刘振芳，孙汉英，刘文励，等．川芎嗪促进急性放射损伤小鼠骨髓造血修复作用的研究．中华放射医学与防护杂志，2004，24（5）：396 -398.

[47] 傅红，黎七雄．川芎嗪对大鼠加速型抗肾小球基底膜抗体肾炎的保护作用及机制．中国药理学通报，2004，20（2）：196 -199.

[48] 狄柯坪，常立功，杜军英，田凯锋．川芎嗪对家兔肠系膜微血管运动的作用机理与一氧化氮的关系．中成药，2003，25（1）：49 -51.

[49] XingY, HeQ, Zhu JX, ChanH C. Basolateralmembranemech - anisms involved in ligustrazine - stimulated anion secretion in ratdistal colon. Acta PhysiolSin, 2003, 55 (6): 653 -657.

[50] Ono K, Hirohata M, Yamada M. Ferulic acid destabilizes pre - formed beta - amyloid fibrilsin vitro. Biochem BiophysResCom - mun, 2005, 336 (2): 444 -9.

[51] Kim H S, Cho JY, Kim DH, eta. l Inhibitory effects of long - termadministration of ferulic acid on microglial activation induced by intracerebroventricular injection ofbeta - amyloid peptide (1 - 42) inmice. BiolPharm Bull, 2004, 27 (1): 120 -121.

[52] Kanski J, AksenovaM, Stoyanova A, Butterfield D A. Ferulicacid antioxidantprotection againsthydroxyland peroxyl radicaloxi – dation in synaptosomal and neuronal cell culture systemsin vitro: structure – activity studies. JNutrBiochem, 2002, 13 (5): 273 – 281.

[53] 邢莹，许继田，张卫红，等．川芎嗪对新生大鼠离体胰岛分泌胰岛素的影响．郑州大学学报（医学版），2004，39（3）：446 – 448.

[54] Fu NW（傅乃武），Liu ZY（刘朝阳），Zhang RY（张如意）．Anti – promoting, antimutagenic and antioxidant action of gly – cyrrhiza flavonoids. Nat Prod Res Dev（天然产物研究与开发），1995，7（4）：29 – 34.

[55] Yamazaki S, Morita T, Endo H, et al. Isoliquiritigenin sup – presses pulmonary metastasis of mouse renal cell carcinoma. CancerLetters, 2002, 183: 23 – 30.

[56] Fuhrman B, Volkova N. Antiatherosclerotic effects of licorice extracts supplenmentation on hypercholesterolemic patients: in – creased resistance of LDL to atherogenic modifications, reduced plasma lipid levels, and decreased systolic blood pressure. Nutrition, 2002, 18: 268 – 271.

[57] Vaya J, Belinky PA, Aviram M. Antioxidant constituents from licorice roots: isolation, structure elucidation and antioxidative capacity toward LDL oxidation. Free Radical Biology & Medicine, 1997, 23: 302 – 313.

[58] Haraguchi H, Tanimoto K, Tanmura Y, et al. Mode of antibac – terial action of retrochalcones from Glycyrrhiza Inflata. Phyto – chemistry, 1998, 48 (1): 125 – 129.

[59] Xie SY（谢世荣），Huang CY（黄彩云），Yang JX（杨静娴），et al. Antiarrhytmmic effect ofGlycyrrhizaflavonoids. Basic Med Sci Clin（基础医学与临床），1998，18（2）：72 – 74.

[60] SatoH, Goto W, Yamamura J, et al. Therapeutic basis of gly – cyrrhizin on chronic hepatitis B. Antiviral Research, 1996, 30: 171 – 177.

[61] Jia DQ（贾道全），Zhang Z（张正），Luo CF（罗成福），etal. The research on the reversion of hepatic fibrosis and hepatocir – rhosis by glycyrrizin. Chin J Digestion（中华消化杂志），2001，21：754 – 756.

[62] Li KL（李开龙），Jia KX（贾昆霞），Zhang JG（张建国），etal. Protective role of glycyrrhizin on experimental obstructive nephropathy in rats. AcadEmiae MedMilitarisTertlae（第三军医大学学报），2001，23：573 – 575.

[63] Li XJ（李学军）．甘草酸二铵与复方丹参注射液合用对慢性病毒性肝炎肝纤维化的影响．Guangdong Med J（广东医学），2002，23：1318 – 1319.

[64] Wang L（王玲）．Licorice and the experimental research of pharmacologies on its main effective components. JTianjin Coll Tradit Chin Med（天津中医学院学报），2001，20：27 – 28.

[65] 赵丁，詹文红，李连怀，等．生化汤提取物对正常未孕、雌激素预处理及产

后小鼠离体子宫平滑肌收缩功能的影响. 中国中药杂志，2006，31（3）：243－245.

[66] 洪敏，余黎，马聘，等. 生化汤提取物对孕末期家兔子宫肌电活动的影响. 中国中药杂志，2003，28（12）：1162－1164.

[67] 任清华，王丽. 生化汤、四物汤加减补阳还五汤体外抗血栓的研究. 中成药，1993，15（1）：44.

[68] 侯涿生，石俊哲，王敏玉. 生化汤、完带汤抗炎作用的实验研究. 辽宁中医杂志，1992，19（6）：43－44.

[69] 杨奎，沈映君，王飞，等. 生化汤的药理、毒理学研究. 中药药理与临床，1995，增刊：25－26.